집에서, 혼자서

최신육체미용요법

차종환 / 강태녀 공저

동양서적

머 리 말

피부는 우리 인체의 중요한 부분이건만 흔히 사람들은 내부기관 이상에만 더 많은 신경을 기울인다. X-Ray, CT 촬영, 혈액검사 등이 그러하다.

어떤 사람은 친구나 세상 사람들을 보살피는데 열중하지만 가까이 있는 가족에 대해서는 등한시하는 경우와 비슷하다.

가까이 있는 가족도 잘 보살피고 우리 인체의 제일 외부에 있으면서 체온을 보호하고 외부 자극을 방어하는 피부에 대해서도 관심을 가져야 한다.

미인이란 첫째 피부가 깨끗하고 윤기가 있어야 한다. 물론 아름다운 눈, 균형 잡힌 코, 윤기 나는 볼도 중요하지만 그래도 피부가 먼저다.

매일 화단에 물을 주어 꽃을 가꾸듯 피부 관리도 잘해야 피부가 건강을 유지할 수 있고 피부건강은 신체의 건강을 나타낸다.

한방의학에서는 피부 관리를 위해 민간요법으로 안마, 마사지, 지압 등을 시행했다. 우리 조상들은 신체의 어느 부위에 통증이 생기면 그 부위를 지압이나 마사지로 자극을 해줌으로 치료효과를 보았다. 이런 것이 경락마사지 효과라고 볼 수 있다. 이런 신체건강은 피부건강과 일맥상통한 것이다. 내장기관에 이상 증세가 발생하면 피부에도 이상이 온다.

피부미용에서는 오장육부의 기운을 도우며 경락을 소통시켜야 한다.

서양의학에서는 미용성형외과에 의한 업적으로 미모 가꾸는데 많은 공헌을 했다. 더욱 최근 레이저 등장으로 피부 관리에 획기적인 발전을 했다.

한방의학에서는 피부미용이나 모발의 윤기를 위해 내부구조를 잘 다스려야 새로운 젊음을 찾을 수 있다고 한다.

본서는 젊음을 찾기 위해 피부 관리를 한방의 입장에서 주로 다루었다. 이를 위해 민간요법과 안마요법도 등장시켰고 피부이상의 치료방법도 제시했다. 동시에 미용성형수술과 레이저 수술에 대한 내용도 일부 다루었다.

본서가 아름다운 피부와 건강관리에 조금이나마 도움이 되었으면 한다.

2006. 5월 LA에서 저자일동

목 차

제 6 장 식품영양과 미용

(1) 맹두
(2) 목이버섯
(3) 밤속껍질
(4) 사과
(5) 계란지골피찌게
(6) 무좀
(7) 식초
(8) 참깨
(9) 계피가루
(10) 요구르트
(11) 토마토
(12) 늙은 호박
(13) 고막조개
(14) 완두와 검은콩
(15) 당근
(16) 아스파라가스
(17) 고구마
(18) 송이버섯
(19) 오디
(20) 오매
(21) 잣, 호두
(22) 청미래덩굴
(23) 머루잎
(24) 금잔화
(25) 쌀겨

2. 미용 식품

(1) 가지
(2) 감자
(3) 고추
(4) 굴
(5) 마늘
(6) 매실
(14) 양파
(15) 연근
(16) 율무
(17) 은행나무잎
(18) 콩나물
(19) 토란

(7) 멸치
(8) 미역다시마
(9) 배추
(10) 부추
(11) 산약
(12) 시금치
(13) 양배추
(20) 톳나물
(21) 파
(22) 포도
(23) 표고버섯
(24) 현미
(25) 후추

3. 미용효과가 뛰어난 식품
4. 차와 미용
(1) 감잎차
(2) 산사벌꿀차
(3) 당근차
(4) 녹차
(5) 선죽차
(6) 채소. 과일즙

제 7 장 피부미용을 위한 수술방법과 피부 관리

1. 외과적 수술방법
2. 레이저 박피술
3. 화학적 박피술
4. 기계적 박피술
5. 미세입자 박피술

제 8 장 성형수술과 레이저

1. 미용 성형수술
(1) 머리카락
(9) 입술

제 9 장 안마

제 10 장 웃음과 미

제 1 장 주름살, 기미 및 주근깨

1. 주름살

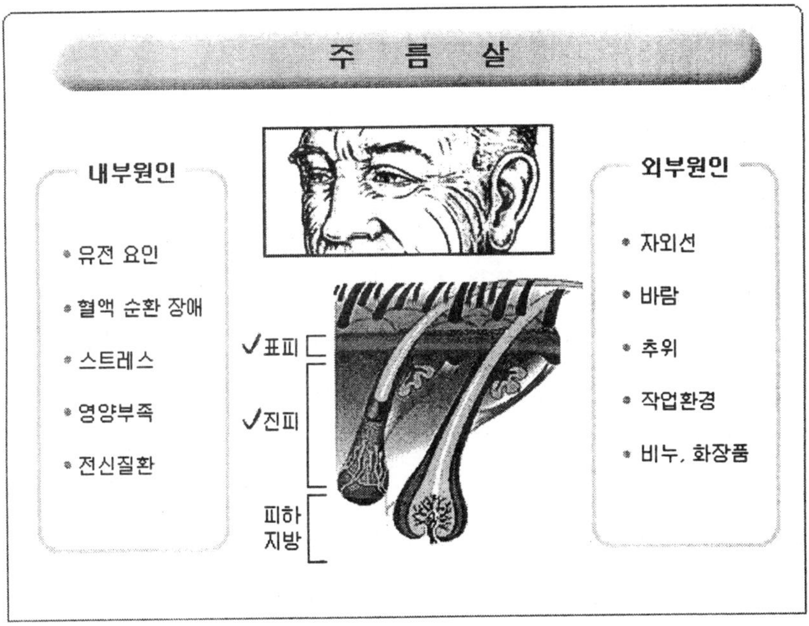

나이를 먹어감에 젊음의 흔적들은 하나, 둘 사라지면서 노화를 맞이하게 된다. 특히 안색이 어두워지고 주름살이 많아지는 것은 노화의 상징처럼 되어 있다.

한의학에는 얼굴을 젊게 하고 주름살을 제거하는 방법들이 많이 소개돼 있다. 피부에 직접 써서 살결을 부드럽게 하고 주름살을 펴주며 피부가 윤택하고 아름답게 하는 약재도 있고 또 복용하여 기혈을 보하고 활혈시켜 얼굴을 아름답게 하는 처방도 있다. 그뿐만이 아니다. 침구요법이나 안마, 심호흡, 기공법 등으로 경락을 소통하고 기혈을 조화시켜서 치료하기도 한다.

이러한 방법들은 특히 건강한 젊음을 유지시키면서 주름살을 제거하는 것을 근본요법으로 하고 있어서 그 가치가 높다 하겠다.

주름살을 완화시키는 한약요법의 특징은 신장을 돕고 정기를 보충하며 기혈을 보하는 것을 근본으로 한다. 특히 비장과 위장의 기능을 높이고 활혈시켜 아름다움을 간직하게 하는 처방약으로 구성되어 있다.

따라서 이러한 처방은 항노화 처방이며 주름살을 예방하는 처방인 것이다. 그 종류는 주로 내복용 탕약과 외용약으로 구분할 수 있다. 여기서 내복용 탕약은 주로 내장이 허약하고 손상된 경우에 효과가 있다. 또 연로하여 몸이 허약해졌거나 병으로 인한 허약으로 기혈이 피부와 머리카락에 영향을 제대로 공급하지 못하여 빚어진 노화에 효과가 있는 약재들로 구성된다. 따라서 이러한 약재들은 늙고 주름살이 많으며 머리가 희어지는 증상에 적용된다. 또 치아가 빠지면서 안색이 검어지는 노화에 효과가 있다. 이때 주로 쓰이는 약재는 다음과 같다.

인삼, 구기자, 생지황, 맥문동, 천문동, 단삼, 파극천, 보골지, 천궁, 산약, 아교, 대추, 백출, 토사자, 산수유, 육종용, 두충, 석곡, 녹용, 연자육, 우유, 꿀, 황기, 당귀, 호두, 하수오, 오미자,

복령 등이다.

2. 기미, 잔주름의 전조(前兆)

기미나 잔주름은 한번 생기면 간단하게는 개선하기 어렵다. 그러나 증상을 악화시키느냐 어떠냐는 평소의 손질 여하에 달려 있다. 일찍 조치를 취하면 기미나 잔주름의 진행을 방지하고 증상을 가볍게 할 수 있다.

(1) 기미, 잔주름의 전조

① 피부가 건조해지기 시작한다.

피부가 까칠하고 당기며 수분이 부족하여 건조한 피부는 잔주름 발생의 전조이다.

② 햇볕에 탄다.

이것은 잔주름이 생기고 피부가 타는 두 가지 일을 만드는 큰 원인이다. 자외선은 피부의 멜라닌 색소의 수를 늘리기 쉬운 동시에 이 늘어난 멜라닌 색소의 색을 짙게 하여 기미를 만들게 한다. 또 피부의 세포를 다쳐 노화를 촉진시켜 주름을 만드는 것이 자외선이다. 또한 햇볕에 탄 뒤의 피부 건조도 잔주름의 큰 적이다.

③ 상처나 화상을 입었다.

기계적, 무리적인 피부 자극이나 화상 등도 멜라닌 색소를 만드는 세포의 움직임을 활발하게 하여 기미를 만든다.

(2) 기미나 잔주름을 만들기 쉬운 환경

기미는 자외선, 잔주름은 피부의 건조와 자외선이 큰 원인인데, 다음과 같은 환경도 기미나 잔주름을 만드는 원인이 된다.

① 기미

정신적 스트레스나 내장의 병, 호르몬의 이상도 기미를 만드는 원인이 된다.

② 잔주름

찬 바람에 피부를 노출시킬 기회가 많거나 냉·난방이 잘된, 습도가 낮은 방에 있으면 피부가 건조되기 쉽고 잔주름이 생기기 쉽다. 이밖에 과로, 끽연, 수면부족, 영양의 불균형 등이 원인이 되는 경우도 있다.

(3) 기미와 주근깨, 흑피증(黑皮症)의 구분

이 세 가지 색소반(色素班)은 의외로 잘못 알기 쉬운 것이다. 기미는 뺨, 콧등, 이마, 코 아래 등에 반상(斑狀)으로 나타나지만 주근깨는 얼굴, 어깨 등에 대칭적으로 점점이 보이는 다갈색의 색소 침착이다. 흑피증은 처음에는 가려움이나 통증 등의 자각 증상이 있고, 그 뒤 얼굴뿐만 아니라 반복해서 자극을 받는 부분에 일어난다.

3. 기미, 잔주름, 피부 까칠을 방지하는 비타민

아름다운 피부를 유지하기 위해서는 피부 손질뿐만이 아니고 피부에 필요한 영양을 식사로써 섭취하는 것이 중요하다. 단백질과 함께 피부와 관계가 깊은 것은 다음과 같은 비타민이다.

(1) 비타민 A

피부의 각화를 순조롭게 행하기 위해 없어서는 안 될 비타민으로 결핍되면 피부가 까칠해지고 건조한 상태가 된다. 머리카락이나 손톱도 물러지고 잘 부러진다.

(2) 비타민 B

다른 말로 '미용 비타민'이라고 불리며, 결핍되면 구순염, 설염, 여드름, 일광과민증(일광에 약해지는 것) 등이 생긴다.

(3) 비타민 C

멜라닌 과립의 증가를 억제하고 기미, 주근깨의 예방이나 치료에 효과가 있는 비타민이다. 또 위궤양이나 화상 등에서 피부의 회복을 촉진한다. 병에 대한 저항력을 길러주고 간장의 해독 작용을 돕는 등 다양한 작용이 있다.

(4) 비타민 E

혈액순환을 촉진하여 냉증을 예방한다. 호르몬 대사를 정상화한다. 지방의 산화를 방지하여 몸에 나쁜 과산화지질 생성을 억제한다. 소화 방지에 도움이 된다.

4. 기미, 잔주름 방지 마사지

마사지는 특히 가벼운 자극을 주어 피부의 혈액순환을 촉진시키고 피지의 분비나 신진대사 등 세포의 움직임을 활발하게 하려는 방법이다. 또 크림이나 화장수 등의 기초화장품을 구석구석 피부 세포에 전달시키는 효과도 있다.

마사지 요령을 보자. 손가락 끝에 힘을 주지 말고 크림으로 미끄러지듯 손가락을 움직인다. 피부가 빨갛게 될 정도로 하는 것은 지나친 것이다.

(1) 마사지는 목욕 후에나 또는 추울 때는 증기 타월로 얼굴을 따뜻하게 한 뒤 행하는 편이 효과적이다. 증기 타월은 45도 정도(손을 넣어 다소 뜨거운 정도)의 더운 물에서 타월을 적셔 1분 정도 얼굴에 댄다.

(2) 체리 크기의 마사지 크림을 손가락 끝에 찍어 이마, 코, 뺨, 턱에 적당량을 찍어 놓는다.

(3) 가운데 손가락과 약지의 끝을 이용하여 근육을 따라 마사지한다. 순서는 다음과 같다.

① 이마는 중앙부를 중앙에서부터 위로 올리고 머리가 난 부분을 따라 관자놀이까지 가볍게 압박하며 멈춘다.

② 코의 양쪽은 위에서부터 아래로, 코 옆을 따라 상하로 손가락을 움직인다.

③ 입 주위는 아래에서 위를 향해 집는 듯, 감싸듯이 마사지 해준다.

④ 빠른 작은 원을 그리면서 중심에서부터 밖을 향해 마사지한다. 턱에서부터 귀 아래, 입에서 귀의 중앙, 그리고 코 옆에서 관자놀이를 향해 나선을 그린다. 모두 귀 아래, 귀 중앙, 관자놀이를 가볍게 눌러 종료한다.

⑤ 눈 주위는 눈머리의 위를 가볍게 지압한 뒤, 위에서 아래로 손가락을 움직인다.

⑥ 마지막으로 목의 마사지이다. 턱을 들고 목의 중앙부를 아래에서 위로, 이어 목 측면도 마찬가지로 아래에서 위로 손가락 전체를 사용하여 마사지한다. 이상을 전부 2~3분간 한 다음 따뜻한 타월로 닦아낸다.

5. 주름살 지연 및 제거

피부의 노화를 방지하여 늙지 않게 하려면 가장 먼저 몸의 영(營)과 위(衛), 다시 말해 영양과 방어의 조화를 이루어야 한다. 영양과 방어가 조화를 이루게 되면 비로소 넘치는 기혈이 계속 영양을 공급하게 되는데 그렇게 되면 노화가 방지되고 청춘을 간직할 수가 있다.

이 처방에 쓰인 약재들은 주로 비장과 위장을 건강하게 운행되게 하여 음식의 영양이 충분히 소화, 흡수되게 하는 효능이 있는 약재들이다. 따라서 일상생활에서 소모되는 기혈을 충분히 보충 받을 수 있게 되는데 이로 말미암아 영양의 부족이 없게 되고 피부도 따라서 결국 늙지 않게 되는 것이다.

(1) 바나나 팩

바나나 또는 복숭아를 으깬 뒤 계란 흰자위를 섞어서 걸쭉하게 만들어 놓는다. 이를 잠자기 전에 얼굴에 바르고 15분 정도 기다렸다가 미지근한 물로 씻어내면 된다. 주름살을 제거하고 탄력 있는 젊음을 간직하게 된다.

(2) 흑나팔꽃 연고

나팔꽃 씨앗은 분말로 만들어서 계란 흰자위와 고루 섞어서 병에 담아둔다. 매일밤 잠자리에 들기 전 얼굴에 골고루 바르고 자며 다음날 아침 미지근한 물로 씻어낸다. 열을 내려주고 풍을 제거한다. 피부를 윤택하게 해서 주름살을 제거한다.

이 주름살 연고는 피부를 윤택하게 하고 주름살을 제거하는 효능 외에도 얼굴의 검버섯이나 주근깨의 치료에서 효능이 있다. 특히 이 연고는 풍열(風熱)과 사독(邪篤)이 얼굴에 침입하여 형성된 주근깨의 치료에 효과가 있다.

(3) 분꽃씨, 오이

분꽃씨를 작말하여 오이 즙에 개어 기미가 있는 부위에 바른다.

(4) 박, 고구마 줄기

박 속과 씨를 함께 썰고 고구마 줄기도 잘게 썰어 술과 물에 각각 반씩 붓고 진하게 달여 기미가 낀 얼굴에 자주 바르면 된다.

(5) 복숭아꽃, 꿀

복숭아 꽃잎을 말려 작말하여 꿀에 버무려 마사지한다.

(6) 가지, 팥꽃

가지를 저며서 기미낀 얼굴에 문지른다. 하루에 4~5회씩 하면 좋다. 팥꽃은 생즙으로 기미가 있는 곳에 바른다.

(7) 계란 노른자위, 살구씨 기름, 술

취침 전에 계란 노른자위와 살구씨 기름을 반죽하여 주근깨가 있는 부위에 바르고 잔다. 다음날 아침 양질의 술로 씻어내고 세면을 한다.

(8) 들깨 기름, 살구씨

살구씨 껍질을 벗기고 찧어서 들깨 기름에 반죽하여 주근깨가 있는 부위에 바른다. 취침 전에 바르고 아침에 씻어낸다. 살구씨를 구하지 못하면 들깨 기름만 발라도 된다.

(9) 주름살을 제거하는 달팽이 점액

어느 한 미용 전문가들이 달팽이가 분비하는 점액이 주름살을 제거하는데 효과가 있다고 주장하였다. 이것은 현재 미용제의 주요 성분으로 이용되고 있다.

(10) 식물즙

주근깨가 있는 사람이 가지 즙으로 하루에 3회 마사지한다. 10일 동안 계속하면 효과가 있다. 동과속의 즙을 매일 여러 번 주근깨가 없어질 때까지 계속 바른다. 신선한 미나리와 뿌리를 물에 하루 가량 담갔다가 그 물로 얼굴을 씻는 것도 좋다.

찹쌀가루 40g, 식초 20g, 꿀 20g을 섞어 연고를 만든다. 먼저 30% 과산화수소액으로 주근깨가 있는 부위를 씻어내고 그 다음 위의 연고를 바른다. 매일 취침 전에 바르면 며칠 이내에 효과가 있다.

팥가루와 쌀겨를 1:3의 비율로 혼합한다. 매번 혼합가루 5g을 약천에 싸서 뜨거운 물에 담갔다 식힌 물을 주근깨가 있는 부위에 매일 2~3회 바른다.

(11) 소금물

소금물로 마사지하면 처음에는 이상하리만큼 얼굴피부가 이상해지지만 나중에 피하에서 독이 다 빠지고 나면 얼굴이 깨끗해진다.

6. 기미, 주근깨의 원인과 예방

우리 얼굴의 기미는 황갈반(黃褐班) 또는 임신반(壬申班), 간반(肝斑) 등의 이름으로 불리는 일종의 피부질환이다. 대부분 얼굴에 발생되며 대칭성을 나타낸다.

주근깨

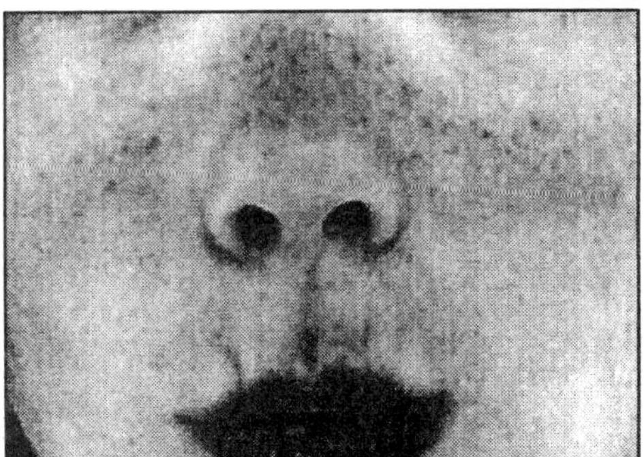

피부 손상 부위의 피부색이 엷은 갈색에서 짙은 갈색 얼룩무늬를 나타낸

다. 형상은 크고 작음이 일정하지 않으며 어둡고 윤이 없다. 햇볕에 그을리면 더욱 검게 된다. 30~40대의 청·장년층에서 주로 발생하며 특히 여성들에게 발생하는 경향이 높다.

이러한 기미를 한의학에서는 이흑반, 면흑반교라고 하기도 한다. 이는 주근깨, 기미, 피부흑변병 등 여러 종류의 색소침착성 질환을 총괄하고 있는 의미이다.

한편 주근깨는 얼굴에 돋아난 황갈색 또는 엷은 흑색의 반점을 말한다. 일반적으로 둥글거나 타원형을 이루고 있고 바늘 끝 크기에서 깨알 또는 녹두알 크기의 색소반점이다. 반점은 독립적으로 산재해 있고 겨울철은 그 색깔이 희미해졌다가 여름에는 선명해진다. 또 햇볕에 노출이 되면 색깔이 짙어지지만 자각증상은 전혀 없다. 주로 청소년기에 많이 발생하고 유전적인 요소가 강하다.

이 두 질환은 모두 피부미용의 적이다. 발병원인과 치료법에 있어서도 두 질환은 서로 유사성이 많은데 그 원인을 한의학적 면에서 종합해 보면 다음과 같다.

(1) 오장육부의 경락과 기혈의 조화상실로 혈허(血虛)가 되어 얼굴에 영양을 제대로 공급하지 못하게 됐을 때 빚어진다.

(2) 신수(腎水)의 부족으로 인하여 화(火)가 적체되어 빚어진다.

(3) 칠정(七情)에 의한 간기(肝氣) 울체(鬱滯)로 간장과 비장이 그 조화를 상실하여 발생한다.

(4) 음식의 부적절과 과로, 월경불순 등으로 빚어진다.

(5) 화(火)가 경락의 혈분(血分)에 맺히고 풍사(風邪)가 침입하여 빚어진다.

따라서 이에 대한 치료는 주요 병세에 초점을 맞춰 행해져야 한다. 내적으로는 오장육부의 경락과 기혈을 조리하고 신수를 자양하며 보해야 한다. 특히 간기 소통을 원활히 하고 비장을 건강하게 하며 담을 제거하는 등의 방법을 써서 증세를 변별한 후 치료에 임해야 한다.

외적으로는 풍을 몰아내고 활혈하며 적체를 소통하여 기미. 주근깨를 제거하고 피부를 곱고 윤이 나게 하는 방법으로 치료에 임해야 한다. 화가 진행되면 피부가 느슨해지고 어두워지며 기미나 노인반점 등이 나타나게 된다. 기미나 주근깨의 발생 원인은 매우 다양하므로 반드시 적절하게 대처해야 아름다움을 지킬 수가 있다.

그 방법을 소개하면 다음과 같다.

(1) 자외선을 피하라.

자외선이나 방사선을 피하고 멜라닌 색소를 생성시키는 장소를 피해야 한다.

과도하게 햇볕에 노출이 되면 피부가 검어지게 된다. 물론 검게 탄 것이 어느 정도 시간이 지나면 다시 본래의 피부색으로 돌아오기는 한다.

나이든 사람이 피부를 보호하기 위해서는 무조건 햇볕에 노출되는 것을 피하는 도리밖에 없다. 햇볕에 그을린 뒤 형성된 멜라닌 색소는 없어지지 않으며 결국에는 주근깨나 기미로 변하기 때문이다.

피부가 노화되고 쇠퇴하면 곧 노년기에 접어들었다는 표시가 되는데 이에 대한 대책은 바로 노화를 방지하는 것이다. 구체적인 방법은 신진대사를 촉진하고 항산화 능력이 있는 식품을 섭취하면서 비타민 A, B, C 등을 보충해 주어야 한다.

(2) 세안을 철저히 한다.

세안을 철저히 하지 못하면 때와 기름기가 모공을 막게 되고 피부의 신진대사 작용이 쇠퇴한다. 또 피부 표면에 과도한 산화작용이 일어나면서 기미가 발생하고 노인성 반점이 생겨나게 된다.

(3) 각질층을 제거해준다.

기미나 주근깨는 신진대사의 비정상으로 빚어질 수 있다. 피부에 각질층이 쌓여 기미나 주근깨가 생길 수도 있다. 피부를 보호하고 각질층을 제거해 주어야 한다. 이때 효과적인 각질 제거 방법은 각종 살아있는 식물성 화장수나 활체활성수를 쓰도록 한다.

(4) 혈액순환을 원활히 한다.

얼굴색이 창백하면 이는 혈액순환이 불량하다는 증거이다. 이럴 경우 우선 피부를 자양하고 다스리는 것부터 시작한다. 수면이 충분한가를 검토해야 하고 음식은 제대로 섭취하고 있는지, 또 초조 불안한 정서가 없는지도 점검해야 한다.

(5) 충분한 수분을 보충해준다.

피부가 건조하고 잔주름이 나타나면 수분이 부족하고 결핍된 것이 그 원인일 수 있다. 따라서 피부의 아름다움을 위해서는 평소 충분한 수분을 보충해 주는 것이 무엇보다 중요하다. 물이 미인을 만든다는 말은 결코 빈말이 아니다.

아침에 잠자리에서 일어나면 냉수를 큰 컵으로 한 컵 정도 마시도록 한다. 자주 물을 마셔 주어 신체에 수분이 충분하도록 한다. 보통 하루 7잔 정도의 물을 마셔주는 것이 효과적인 것으로 알려져 있다. 비타민이 함유된 음료라면 마셔도 괜찮다.

민간요법의 약재를 소개하면 다음과 같다.

신이, 방풍, 백지, 세신, 오두, 백강잠, 백부자, 익모초, 고본, 당귀, 천궁, 작약, 도화, 곽향, 목향, 침향, 백단향, 정향, 행인, 밀타승, 백급, 백렴, 호박씨, 상육 등이다.

7. 기미. 주근깨 없애는 한방연고

(1) 백지분 연고

백지의 겉껍질을 긁어내고 먼지를 털어 낸 뒤 고운 가루로 만든 다음 바셀린에 섞어둔다. 이를 아침과 저녁에 세안을 한 뒤 얼굴에 바른다.

이 연고는 풍을 몰아내고 피부를 윤택하게 하며 얼굴을 희게 한다. 특히 얼굴에 난 기미나 주근깨를 치료한다. 또한 백지는 풍을 몰아내고 해독하며 가려움을 멎게 한다. 얼굴을 희게 하는 등의 미용작용을 한다.

(2) 오렌지씨 연고

신선한 오렌지씨의 딱딱한 겉껍질을 제거한 다음 고운 가루로 만들어 연고처럼 만들어놓는다. 밤에 잠자리에 들기 전 얼굴에 바르고 잔다. 이튿날 아침 미지근한 물로 씻어내면 된다.

이는 풍을 몰아내고 활혈하며 얼굴에 난 기미나 주근깨를 치료한다. 또한 오렌지 씨앗은 향기를 지닌 것으로 활혈하며 경락을 소통시킨다. 경락이 잘 유통되면 혈액이 피부에 충분한 영양을 공급하게 되는데 이로 인해 피부가 윤택해지고 아름다워지게 되는 것이다.

현대 약리학에서도 오렌지 씨앗은 유지방과 단백질을 풍부하게 함유하고 있어 피부를 자양하고 윤택하게 하며 잡티를 제거하고 검버섯이나 주근깨, 기미 등을 없애는 작용을 하는 것으로 밝혀졌다.

(3) 도꼬마리 연고

4~8월 사이에 도꼬마리 풀의 연한 잎과 줄기 끝을 채취하여 씻은 뒤 응달에 말려서 수분을 제거하고 소금을 약간 넣은 다음 절구에서 부드럽게 찧어놓는다. 이를 하루 10여 회 씩 얼굴에 바르는데 바르고 나서 10분 정도 있다가 씻어내면 된다. 이는 풍을 몰아내고 열을 흩뜨리며 기미, 주근깨를 치료한다.

(4) 백렴언고

백렴, 백석지, 행인을 각각 15g 정도를 고운 가루로 만들어 계란 흰자위로 개어서 잠자리에 들기 전에 얼굴에 바르고 잔다. 다음날 아침 생수로 씻어내면 된다.

이 처방은 오래 전부터 이미 얼굴의 기미나 여드름, 주근깨 등을 치료해 온 경험방법이다. 현재는 특히 검버섯이나 검은 반점치료에 많이 응용되고 있다. 처방 속의 백렴과 행인은 열을 내리고 풍을 몰아내므로 기미나 주근깨를 제거하는 효능이 있다. 백석지는 고령토를 말하는데 색깔이 희고 성질이 부드러우며 연고처럼 끈적거린다. 이는 피부를 깨끗하게 하는 작용을 할 뿐만 아니라 특히 얼굴에 바르면 기미를 제거하고 피부를 표백시키는 효능이 있다.

(5) 감나무잎 연고

부드럽고 연한 감나무 잎을 말려서 가루로 만들어 둔다. 그런 다음 바셀린을 감잎가루로 개어서 연고처럼 만든다.

피부에 쓰는 외용 연고로 매일 밤 잠자리에 들기 전 얼굴에 바르고 잔다. 다음날 아침 미지근한 물로 씻어 내거나 하루 3회 환부에 바른다.

서리 맞은 감잎으로 부스럼을 치료한다는 기록이 보인다. 감잎이 피부병을 치료한다는 것을 말해주고 있는 셈이다. 임상치료에서도 놀라운 효과가 있는 것으로 드러났다. 이 처방은 기미를 없애는 데에 매우 효과적이다. 이때 감잎은 감꼭지가 떨어질 때 채취하는 것이 좋다.

한편 이 처방을 배합하면 색깔이 비교적 진하기 때문에 얼굴에 바르면 보기가 좋지 않다. 따라서 밤에 잠잘 때 발랐다가 아침에 씻어내는 것이 좋다.

8. 주근깨의 한방 처방

우리 얼굴의 주근깨는 대개 햇볕 등 자외선을 너무 오래 쏘이거나 호르몬 분비가 순조롭지 않을 때, 충격적인 스트레스가 있을 때 주로 생기며, 일단 생기게 되면 여성으로서는 정신적인 부담이 많이 늘게 된다. 대표적인 한방 처방을 보자.

(1) 오이 싱싱한 것을 둥글고 엷게 썰어 환부에 붙이거

나 또는 싱싱한 오이의 즙을 내어 1~2주일 바르면 효과가 있다.

(2) 생가지를 등분하여 가끔 문지르면 없어진다.

(3) 팥꽃을 으깨어 종종 붙여두면 없어진다.

(4) 자두(오얏)를 먹고, 또 피부에 가끔 즙을 발라주면 특효가 있다.

(5) 나팔꽃씨의 가루 2스푼에 달걀 1개분의 흰자를 잘 개어서 잠들기 전에 4~5회 마사지하듯이 바르면 특효가 있다.

(6) 마늘 즙을 바른다(민감성 피부는 주의).

(7) 달걀노른자위를 참기름에 개어 바른다.

(8) 차조기잎을 짓찧어 그 즙을 바르면 유효하다.

(9) 쇠가죽을 태워 마유(삼기름)에 개어 바르면 즉효하다.

(10) 참기름과 계란 흰자위를 섞어 바르면 유효하다.

9. 기미의 한방 처방

우리 얼굴의 기미는 평소에 눈에 띄지 않지만 피로나 스트레스가 있을 때는 선명하게 나타나기도 하고, 긁으면 비듬처럼 떨어지기도 하며 가려운 것도 있다. 주로 임신 3~4개월에 나타나기 시작하며 아프지도 않고, 병도 아니지만 여성에게는 무척 신경이 쓰인다. 경우에 따라서 아기를 분만하면 없어지기도 한다. 대표적인 처방 법을 보자.

(1) 율무쌀로 장기간 죽을 쑤어 먹으면 특효가 있다.
(2) 생가지를 잘라서 가끔 문지르면 없어진다.
(3) 감나무 잎사귀를 달여서 차의 대용으로 자주 마시면 특효가 있다.
(4) 달걀 1개의 흰자에 나팔꽃씨의 가루 2숟갈을 잘 개어서 잠들기 전 4~5회 마사지하듯이 바르면 효과가 있다.
(5) 팥꽃을 으깨어 종종 붙이면 없어진다.
(6) 자두(오얏)를 먹고, 또 피부에 가끔 즙을 발라주면 특효가 있다.
(7) 박(동과)을 잘게 썰어 씨앗도 넣고 술과 물을 반 되쯤 넣고 달여 놓고 며칠 간 바르면 없어진다.
(8) 민들레의 잎, 줄기를 잘라내어 흘러나오는 즙을 바른다.
(9) 기타 약재로는 당귀미(꼬리같이 생긴 당귀의 뿌리부분), 천궁, 계지 등이 있다. 당귀의 몸통 부분은 혈을 보충하여 주는 효과가 있고, 당귀의 얇은 뿌리인 당귀미는 혈의 움직임을 활발하게 하는 효과가 있다.

제 2 장 손톱, 발톱 및 발 반사구

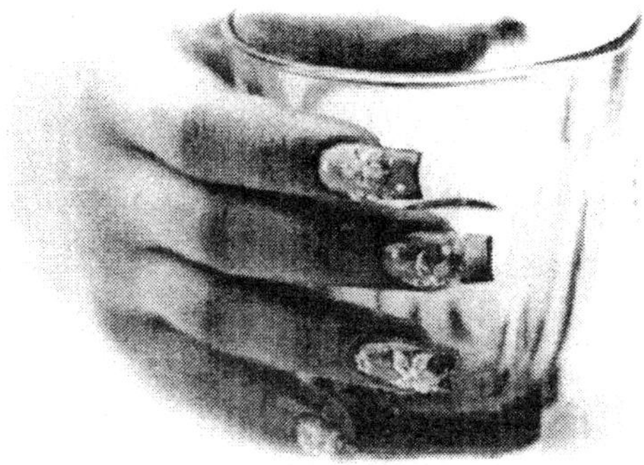
네일 아트

1. 손톱의 역할

선진국에서 흔히 볼 수 있는 것은 이발관은 물론이요 Nail Shop이라는 손톱관리소를 볼 수 있다. 여성미용에 얼굴의 피부 못지않게 손톱의 관리 및 장식도 필요하다는 뜻이다.

발톱이 서거나 걷기에 절대로 필요하다면 손톱은 손끝으로 하는 모든 작업에 절대로 필요하다. 손톱이 없으면 손끝으로 하는 어떤 일도 해낼 수 없다. 그러므로 손톱을 관리한다는 것은 일에 능률을 올린다는 것과 밀접한 관계가 있다.

다른 모든 기관이 영양분을 필요로 하는 것처럼 손톱도 역시 영양분이 요구되는 것이다. 손톱에 필요한 영양분은 말할 것도 없이 손가락을 통해서 전달이 된다.

그러나 손가락에 변질된 피가 쌓이면 손톱으로 가던 영양분이 손가락 끝에서 변질되기 때문에 손돕은 영양이 부족하게 되며, 그래서 손톱이 퇴화되므로 손톱만 보아도 그 사람의 건강을 알 수 있다는 말을 할 수 있는 것이다. 손톱으로 건강을 진단하는 방법도 있다.

손톱이 퇴화되는 것은 손가락 끝, 말하자면 손톱 바로 밑에 변질된 피가 몰려서 일어나는 현상이다. 손톱으로 오던 영양분이 손가락 끝에서 변질되기 때문이다.

이때까지 고혈압의 원인은 콜레스테롤의 수치가 너무 높기 때문이라고 인식되어 왔다. 그 콜레스테롤이 모세혈관을 막기 때문에 혈압이 높아진다는 것이다.

그러나 그 콜레스테롤이 쌓여서 막고 있는 모세혈관이 어디인지를 말해 주는 사람이나 의사는 없다. 그곳은 할머니들이 바늘로 사혈시키는 손가락인 것이다. 이렇게 손톱의 퇴화는 고혈압과 함께 일어나는 현상이다.

손톱 밑에 몰려 있는 변질된 피를 사혈시켜 버리면 혈압도 내리고 손톱도 건강해진다. 그러므로 손톱을 관리하는 가장 효과적인 방법은 손톱 밑에서 사혈시켜서 변질된 피, 즉 콜레스테롤이라는 것을 빼버리는 것이다. 손톱에 몰려 있는 피를 사혈시키면 혈액순환이 잘되기 때문에 혈압도 내려가고 손이 저린 것도 없어진다. 그래서 할머니들은 사혈 법을 즐겨 사용했던 것이다.

2. 손톱의 회복

상처 난 손톱이나 빠진 손톱을 회복시키고 손가락을 보호하는 방법으로서는 손가락을 마찰시키는 법과 손뼉을 치는 방법이 있다.

반대편 손바닥 안에다 손가락들을 놓고 주무르거나, 반대편 손바닥에다 손가락으로 손뼉을 치는 것이다.

손톱케어

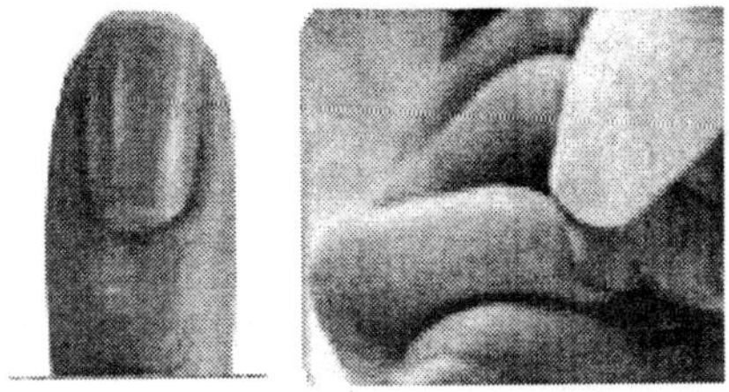

손가락은 본래 창조주 하나님께서 일을 많이 하라고 만드신 것이기 때문에 손으로 일을 많이 하면 손톱을 건강하게 보존할 수 있다.

손가락의 피순환이 잘되면 손가락은 말할 것도 없고 손톱도 건강해지게 된다. 손가락이나 손톱을 근본적으로 관리하고 보전하는 일은, 역시 혈액과 체액을 맑게 관리하기 위해서 물을 많이 마시는 길이 최상의 방법이다.

피가 변질되면 몸 안의 각 기관이 다 고장 나는 것이다. 건강을 위해서는 좋은 것을 먹는 것보다도 우선은 피를 맑게 하기 위해서 물을 많이 마셔야 한다.

3. 발톱의 역할과 퇴화

발톱은 손톱과 같이 태중에서 흔적이 나타난다. 어린 아기가 태어나서 먼저는 누워서 지낸다. 그러다가 앉아서 놀고, 일어나서 서다가, 걷기 시작하면 부모들은 즐거워한다.

사람이 짐승과 다른 것이 많겠지만 발톱도 다르다. 모든 동물은 발톱에 따라 네 발로 서기도 하고, 두 바로 걷기도 하고,

맹수들처럼 네 발로 달리기도 한다.

사람이 사자나 호랑이들처럼 달리지 못하는 이유는 발톱에 있다. 나무를 타는 짐승의 발톱이 다르고, 잔디밭에서 무리를 지어 풀을 뜯는 짐승의 발톱이 다른 것이다.

비록 크지는 않지만 발톱이 사람의 걷는 모습을 결정짓는다. 사람의 발톱은 서서 한 발자국씩 걷기에 적당한 정도이다. 그리고 발톱은 건강과 직결된다는 점에서 발톱관리가 곧 건강관리라는 말이 되는 것이다.

발톱이 퇴화되는 이유는 다리와 발을 통해서 발톱에 보급되어야 하는 영양분에 문제가 생기기 때문이다.

발톱에 필요한 영양분이 제대로 보급되지 못하는 이유는, 영양분을 전신에 보급하는 역할을 하는 체액에 독이나 열이 생기면 다리와 발에 그 독이 몰려서 발톱에 보급되어야 하는 영양분을 변질시키기 때문이다.

그러므로 몸이 뚱뚱하거나 열이 많은 사람의 발톱은 퇴화되지 않을 수 없다. 그리고 육식을 많이 하는 사람의 발톱도 역시 퇴화되지 않을 수 없다. 결국 발톱의 건강은 전신의 건강이라는 결론에 이르는 것이다.

4. 발톱의 건강관리법

발톱의 건강관리는 간단하게 말해서 발과 다리에 독소가 쌓이지 않게 하는 것이다. 방법으로서는 체액에 필요한 물을 넉

넉히 마시는 것과, 동시에 발에 몰려 있는 독소를 제거하기 위해서 발을 소금물에 자주 담그는 것과 또 발톱에서 사혈시키는 것이 필요하다.

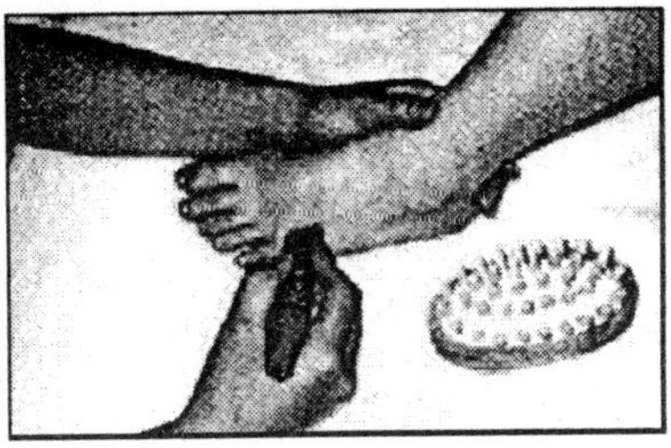

발톱이 잘 관리되면 발가락의 무좀이나 발바닥의 습진도 없어진다. 무좀이나 습진은 발과 다리 속의 피가 변질되었기 때문이다. 다시 말해서 발톱을 관리하거나 발에 생긴 습진이나 무좀을 고치는 것이 전신의 건강을 지키는 것과 직접적인 관계가 있다면, 발톱이 퇴화되는 일이나 무좀을 치료하지 않은 채로 내버리는 것은 건강이 무너지는 것을 그대로 내버려두는 것이라는 말이 된다. 그러므로 건강관리에 발톱관리를 말할 수밖에 없는 것이다.

5. 볕에 탄 발(Sunburn)

볕에 탄 발은 붓고 고통을 주며 붉고 결국 그 부위의 껍질이 벗겨지고 물집이 생겨 통증이 나타난다.

볕에 탄 발을 치유하기 위해서는 발을 찬물에 담그던가 알로에가 포함된 로션이나 크림을 상처 부위에 바른다.

발이 볕에 타는 것을 예방하기 위해서는 햇빛 방어 요인 SPF 15 또는 그 이상으로 된 썬 크림을 사용한다.

외과수술을 받은 흔적이 있는 곳은 강한 햇빛을 피해야 한다. 이런 흔적 부분은 햇빛을 받으므로 해서 피부 속에 있는 멜라닌 색소를 증가시켜 짙은 검은 색상으로 되어 보기 흉하다.

이런 현상이 일어나면 hydroquinone이 포함된 탈색 크림을 사용해 보자. 심한 변색 현상으로 회복이 안 되면 의사를 찾아가야 한다.

6. 동상에 걸린 발과 발톱

손발이 영하 이하에 장시간 노출되었을 때 조직이나 피부 밑에 얼음의 결정체가 형성된다. 이것이 동상이다.

동상에 걸리면 그 부위는 신경이 마비된 상태가 되고 지릿지릿한 느낌과 가려움증이 나타나며 통증을 맛본다. 그 부위의 피부는 빨개졌다가 나중에 흰색으로 변한다. 그런 후 그 흰 부분이 굳어진다.

동상의 증상이 나타나면 빨리 실내로 들어가서 신발과 양말을 벗고 미지근한 물에 손발을 담근다. 만일 미지근한 물을 구하지 못하면 동상 부위를 수건이나 담요 같은 것으로 잘 감싸서 보온에 신경을 써 주어야 한다.

이때 절대로 주의해야 할 것은 동상 부위를 따뜻한 난로 같은 곳에 올려놓아서는 안 된다는 점이다. 그 이유는 손발 자체의 신경이 마비되었기 때문에 발을 뜨거운 곳에 두어도 감각이 없어 화상을 입을 확률이 높기 때문이다.

또한 동상 걸린 발을 지나치게 마찰시키지 말고 천천히 동상 부위를 움직여 보는 것이 좋다. 고통이 심하면 의사의 지시를 받아야 한다.

7. 티눈 제거법

(1) 마늘뜸

마늘 뜸을 1주일 정도 계속 하면 티눈이 없어진다. 마늘쪽을 3~4㎜ 정도로 얇게 잘라서 티눈 위에 놓고 그 위에 쑥 뜸을 뜬다. 하루 한 곳에 20장정도 뜸을 계속 하면 2~3일 후에는 티눈 자리가 누렇게 된다. 1주일 후에는 티눈이 뿌리째 없어진다.

(2)백색 바셀린

백색 바셀린으로 100번 정도 마사지하면 심한 티눈도 없어진다. 소량의 바셀린을 티눈 자리에 바르고 100번 정도 티눈을 중심으로 원을 그리는 식으로 마사지한다. 이 마사지는 1~5번만 하여도 효과가 나타나는데 상당히 심한 것도 2주일 동안 계속하면 없어진다.

(3) 쑥뜸

쑥뜸을 1주일 정도 계속 하면 티눈이 없어진다. 좁쌀 2개정도 크기의 쑥뜸을 티눈 위에 놓고 한번에 7장정도 뜸을 뜨는 것을 1주일 정도 계속하면 그 주변이 말랑말랑해지고 중앙의 굳은 것만 남아 있게 된다. 이것을 가위 같은 것으로 잘라버리면 된다. 굳은 것의 주변도 약간 잘라버리는 것이 좋다.

8. 물집과 붉은 반점 제거

새로운 구두나 잘 맞지 않는 구두는 발에 물집이 생기게 하는 주범이다. 이 물집은 처음 붉은 색을 나타내고 열이 있으며, 상처 부위가 쓰라리기도 한다. 물주머니 속에는 물집이 생겨 물이 가득 들어있다.

이런 원인은 구두의 단단한 부분이 연한 피부를 지속적으로 마찰하기 때문에 일어나는 현상이다.

물집은 다른 문제를 야기 시킬 수 있다. 즉 부작용이 일어날 수 있다. 가렵게 되고 그로 인해 긁어대면 문제가 더 커진다. 대부분의 물집은 부적당한 구두에서 온다.

물집은 예방할 수 있다. 구두를 선택할 때 잘 맞는 것을 고르고 쿠션이 좋은 양말 선택에도 신경을 써야 한다.

만일 새 구두를 신을 때나 양말로 인해 물집이 생길 염려가 있으면 구두든지 양말을 한 사이즈 큰 것으로 선택하는 것도 좋은 방법이다.

발의 마찰을 작게 하기 위해서는 페트로리움 젤리(바셀린)를 사용하는 것도 좋다. 그리고 예민한 부분에는 파우더(foot powder)를 사용한다. 복숭아 뼈나 발가락 옆이나 위에 패드를 대면 좋다. 구두에도 패드를 사용해서 부드럽게 할 수 있다.

모든 발은 구조상 똑같지 않다. 따라서 어떤 사람의 발은 체중의 압력을 받아서 그 압력 자체가 물집을 만들기도 한다. 장거리 걷기나 달리기를 할 때 발에 물집이 생기는 경우도 있다.

어떤 물집은 특별한 활동을 할 때 특별한 부위에 생길 수도 있다. 만일 특별 활동 때 특별 부위에 물집이 생기는 것을 예방하려면 재발 방지를 위해 발 전문의에 의해 만든 것을 사용함이 좋다.

마찰에 의해 발에 물집이 생기고 주위가 붉어져서 통증이 생기면 그곳에 밴드를 덮어서 여러 날 동안 마찰을 피하는 것이 좋다.

만일 물집이 생긴다면 다음과 같이 할 수 있다. 단 당뇨병이나 혈액 순환에 이상이 있을 시에는 전문의를 찾아가기 바란다.

(1) 손을 철저히 잘 씻는다.
(2) 물집 부위를 알콜이나 요드(Iodine)액으로 소독한다.
(3) 알콜로 소독된 바늘로 물집을 찔러 물을 빼낸다. 소독된 바늘이 없으면 그대로 둔다.
(4) 물집의 상부를 남긴다. 물집의 상부를 잡아당기지

말아야 한다. 이로 인해 물집이 더 악화되고 주변이 감염되기 쉽기 때문이다.

(5) 소독제로 물집 주변을 잘 소독한다.

(6) 물집 주변을 밴드를 붙여 며칠 간 지낸다.

물론 물집이 치료되지 않고 통증이 심하면 의사를 방문해야 한다.

물집을 예방하기 위해서는 구두에 원인이 있을 때는 구두에 패드를 깔거나 발을 건조시키고 주위에 파우더를 바른다.

발이 지나치게 습하면 마찰로 박테리아의 침범이 생기고 번식하기 좋은 조건이 된다. 특히 여름철에는 이런 면에 주의가 요망된다. 땀이 많을 경우 이런 습기 때문에 세균의 침입이 쉽게 된다.

헬스클럽이 우리 주변에 많은데 이런 곳을 맨발로 다닐 때 세균의 감염이 쉽게 될 수도 있다.

신발은 매일 같은 것을 신는 것보다는 매일 바꾸어 신는 것이 좋다. 신발을 건조시키고 발을 습한 곳에서 피하는데 도움이 되기 때문이다.

신발이 발에 맞지 않으면 발병이 일어날 확률이 높다. 따라서 신발은 맞는 것을 선택해야 한다.

장거리 여행을 갈 때는 발에 문제가 생기기 쉽다. 특히 발에 물집과 못 같은 것이 생길 수 있다. 이런 경우일수록 신발

선택에 유의해야 한다. 즉 맞는 것을 선택해야 한다.

가끔 발이 너무 화끈화끈하여 발병을 유발시키는 경우가 있다. 이런 원인은 신발에서 공기가 밖으로 나올 수 없는 밀폐된 환경을 보유하기 때문일 수 있다.

이런 경우 구두 속에서 뜨거운 공기가 밖으로 나갈 수 있도록 해주고 습기도 외부로 빠져나갈 수 있는 조건을 구비해 주어야 한다.

만일 발이 오븐 속에 있듯이 화끈거리면 신발 속에 열과 습기를 흡수할 수 있는 조건을 갖추어 주어야 한다.

습기나 냄새를 제거하는 파우더나 흡습제를 뿌리거나 부착시켜 둔다.

9. 점액낭염(Bursitis) 치유

점액낭염

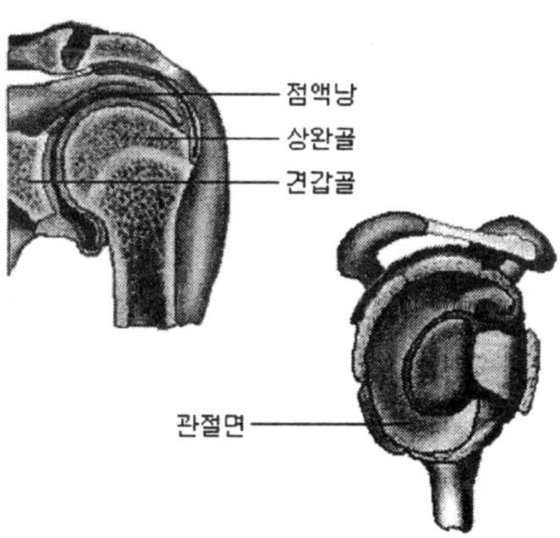

점액낭염은 뼈의 주위를 싸고 있는 물주머니에 문제가 생겨 물이 차는 것을 점액낭염이라고 한다.

발에 생기는 점액낭염은 부적당한 신을 신음으로 발생하는 티눈 건막류, 뒤꿈치 이상에 의해서 유도되는 경우가 있다.

점액낭염의 치유를 위해,

(1) 발을 따뜻한 물에 황산마그네슘염을 혼합시켜 하루 한번 20분 정도 담근다.

(2) 부기를 가라앉히기 위해 얼음 백을 주변에 대준다.

(3) 주변에 패드를 대준다.

(4) 쿠션이 잘되어 있고 발에 잘 맞는 신발을 착용한다.

그렇지만 고통이 심하면 의사의 진찰이 요망된다. 계속적인 고통이 발생하면 원인을 찾기 위해 X-ray 촬영이 요청된다.

10. 발이 건강해야 미인

아름다움과 건강을 이야기하면 얼굴, 몸매, 피부 관리만 인 줄 착각하는 사람이 많다. 그러나 몸에서 가장 소중한 곳이 있다.

우리가 가장 더럽고 하찮다고 여기는 '발'이 그곳이다. 발은 뇌에서 명령하는 대로 움직여주고, 아무리 피곤하고 힘들어도 돌봄을 받지 못하며, 너무 당연한 듯이 부려먹고도 감사하다는 말조차 듣지 못한다.

인체의 각 부위 중 유일하게 질병을 표시해 주는 발은 몸을

지탱하고 있는 중요한 부위로 여러 장기와 직접적인 교감이 오가는 신경반사구가 많이 분포되어 있어 한의학에서는 대체의학으로 오래 전부터 치료요법이 전해져 내려오고 있다.

발과 인체

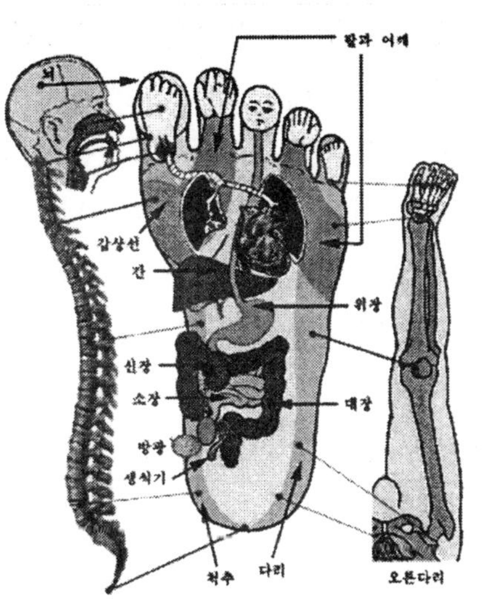

발 반사요법은 지금으로부터 약 5,000년 전 중국에서 유래된 것으로 발바닥과 발등, 종아리에 분포되어 있는 반사구 즉 인체 각 기관에 해당하는 발의 민감점을 자극시켜줌으로써 세포를 활성화시키고 각 기관을 정상화시켜 혈액순환을 원활하게 촉진시켜 주는 요법이다.

발 반사요법은 피로를 해소해줄 뿐 아니라 몸에 침전된 노폐물과 독소를 배출시켜줌으로써 각종 질병을 예방해주며 자연 치유력을 극대화하여 치료에 큰 효과를 준다.

또한 신진대사를 강화시키므로 젊음을 유지시켜주고 노화를 방지하며 혈액순환을 원활하게 하므로 온 몸 전체를 아름답게 하는데 한 몫을 한다.

요즘은 전문 업소에서 정기적으로 관리를 받는 사람들도 있지만 개인이 가정에서도 하루 한번씩 10분 정도만이라도 치료해 주는 것이 좋다.

치료법은 먼저 뜨거운 물에 5분 정도 발을 담그고 충분히 주물러 마사지해준 뒤 마른 타월로 싸서 쥐고 아플 정도로 이쪽저쪽 구부린다. 발목 전체를 굴려도 주고 발이 건조한 사람은 마지막에 핸드크림을 발에다 충분히 발라주도록 한다.

땀이 많이 나는 발은 크림 대신 레몬즙이나 적신 타월로 충분히 문질러 주면 아주 효과적이며 아름답고 예쁘고 건강한 발을 유지할 수가 있다.

이제부터는 발도 좀 돌봐주면서 건강하게 살자.

11. 발 반사구 건강법의 효능

오랜 기간의 임상경험에 따라 발의 반사구 자연 요법인 반사구 건강법에서는 아래와 같은 효력이 입증되고 있다.

(1) 혈액순환을 좋게 한다.

(2) 인체의 에너지 순환로의 장애를 제거한다.

(3) 각 기관이나 조직의 활동을 정상화시켜 각 기관의 계통 사이를 조화시킨다.

(4) 내분비선의 균형을 유지시키고 기관의 긴장을 완화시켜 준다.

다시 설명하면 반사구 건강법에서는 인체 내부의 '각 인자'를 모두 동원시킨다. 결국 세포나 기관이 각 계통에 인체 특유의 자연적 치유력을 종합적으로 발휘하게 하여 치료하거나 활동을 활발하게 하는 효과를 얻는 것이다.

12. 반사구 자극 방법

(1) 발 반사구 자극 순서

발 반사구

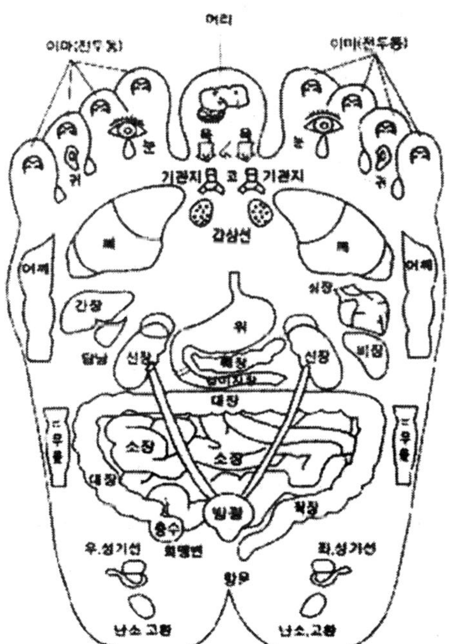

반사구 건강법의 기본적인 방법을 소개하기로 한다. 자극하는 부위는 반사구 종합도표에 나타난 발바닥 전체, 발의 안쪽, 바깥쪽, 양측 면, 발등, 그리고 장딴지로부터 무릎 뒤쪽에 걸친 각 반사구이다.

하루 1회 먼저 왼발부터 시작하는데 맨 처음에 반드시 발바닥 가운데 움푹 들어간 부분에 비스듬히 위치하고 있는 신장, 수뇨관, 방광의 각 반사구부터 자극한다. 이것은 몸 안의 불필요한 유해물질의 배설작용을 높이기 위해서이다. 그 다음에 다른 반사구를 자극한다.

모든 반사구를 자극하자면 처음에는 한쪽 발에 30분 정도 걸리지만 익숙해지면 15분 정도면 할 수 있게 된다. 또 시간이 없을 때는 눌러 통증을 느끼는 부분만 선택하여 자극해도 무방하다.

오른발도 똑같이 행한다. 자극은 약간 강하게 문지르듯 밀며 비벼주는 것이 요령이다. 이때 문지르기 쉽게 자극하는 부분에 크림이나 오일을 바르면서 행한다. 쉽게 구할 수 있는 핸드크림이나 동백기름, 올리브기름, 참기름과 같은 식물성기름이면 어떤 것이라도 무방하다.

피부가 딱딱하거나 응어리가 있으면 그 부분은 짓눌러 부수어 버릴 듯 강하게 문질러 주면된다. 응어리가 오래 되었을수록 통증을 강하게 느끼는데 너무 약한 자극으로는 효과가 나타나기 힘들다. '아프지만 기분은 좋다'라는 감촉이 느껴질 강도로 자극한다.

앞에서 말한 반사구 자극법의 순서를 다시 요약하면 다음과 같다.

자극의 순서는 맨 먼저 기본 반사구를 자극한 다음 발가락 끝에서 뒤꿈치까지의 발바닥 전체 → 발의 안쪽과 바깥쪽 → 발등 → 발목 → 정강이와 장딴지 → 무릎 뒤쪽 → 무릎 위쪽 10㎝까지의 넓적다리 순서로 자극한 후 마지막으로 다시 기본 반사구를 자극하여 끝나게 된다.

(2) 발로 발을 안마

한쪽 발로 다른 쪽 발을 비비고 문질러 안마할 수 있다. 서 있는 자세에서 한쪽 발을 다른 발의 뒤꿈치로 밟아 문지르는 것처럼 안마하는 것이다.

먼저 발가락을 밟아 비비고 발등과 양옆을 문지르는 것처럼 밟는다. 발의 뒤쪽 아킬레스건 근처는 뒤꿈치가 닿지 않으므로 이곳은 엄지발가락과 둘째 발가락 사이에 끼워서 비비는 것처럼 주무른다. 이렇게 하면 문질러지고 있는 발은 물론이고 있는 발의 뒤꿈치나 엄지발가락도 자극되므로 일거양득이 된다. 그 뒤에는 손으로 무릎 위까지 주물러 올라가면 된다.

(3) 지압하는 시간

한쪽 발을 15분, 양발 30분 정도로 끝낼 수 있도록 하는 것이 좋다. 한 반사구를 5분쯤 안마해도 해는 없다. 특히 안 좋은 부위는 그 반사구를 10분쯤 안마해도 좋을 것이다. 건강한 사람은 목욕하러 갔을 때 한쪽 발을 5분씩 양발 10분으로 충분하다.

제 3 장 머리카락

1. 머리카락의 구조

모근부의 구조

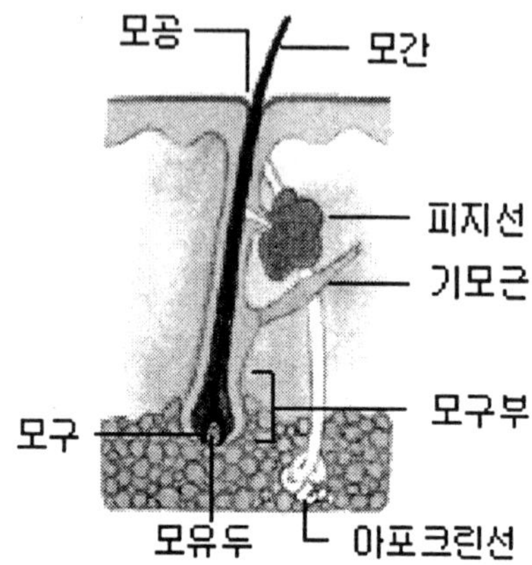

모발은 본래 피부가 변화된 것이다. 인간의 피부는 외계에 접촉되어 있는 표피와 그 안쪽 진피로 크게 나누어진다. 이 표피의 각층이 특별히 분화된 것이 모발이고 케라틴이라는 단백질로 형성되어 있다.

이 모발은 보통 우리들이 브러싱하거나 커트하는, 즉 두피의 위에 나와 있는 부분과 피부에 묻혀 있는 부분 두 가지로 구분할 수 있다. 모발은 모간(毛幹)과 모근(毛根)으로 구성되었다.

모근은 뿌리에 해당하는 것으로 구근(球根)과 같이 볼록해져 있는 것을 알 수 있을 것이다. 이것은 모구(毛球)이고 모발의 맨 근원에 해당한다.

바닥 쪽이 약간 오목해져 있고 거기에 계란 모양을 한 모유두(母乳頭)가 들어 있는 것을 알 수 있을 것이다. 모유두는 모구 아래, 즉 진피와 피하 조직이 연결되어 있고 혈관과 신경이 통해 있다. 다름 아닌 이 모유두가 모구의 바닥에서 모포

로의 영양 보급을 하고 있는 것이다.

모구 속을 보면 모유두가 접해 모모세포가 나란히 있다. 이 모모(毛母)가 모발의 모체이다.

모유두로부터 영양을 보급하면서 모모는 분열을 반복해 간다. 분열에 의해 생긴 세포는 꼬투리 모양의 모포 속에서 점점 위로 밀어 올라간다. 그 과정에서 세포는 서서히 각화되어 모발이 되고 더욱 위로 올라가는 식으로 성장해 가는 것이다.

2. 모발의 성질

(1) 모발의 형태

· 딱딱한 모발 : 솔 같은 촉감이 있다.

· 보통모발 : 부드럽고 탄력과 광택이 있다.

· 부드러운 모발 : 약간 적갈색을 띠고 있고 탄력과 광택이 없다.

(2) 모발의 형상

· 곧게 뻗은 모발 : 쭉 뻗어 있고 구부러진 경우가 적다.
한국인이나 중국인, 일본인 등에서 많이 볼 수 있다.

· 파도모양 모발 : 파도형으로
유럽 인이나 미국인에게서 많이 볼 수 있다.

· 말려진 형 : 말 그대로 머리카락 1~2㎝ 부분에서 말려지는 모발이다.
남방계 사람에게 많이 나타난다.

(3) 모발의 수명

· 남성 : 3~5년
· 여성 : 4~6년

(4) 모발의 성장속도

모발의 자라는 속도를 보자. 모발 앞부분이 피부 표면으로 돋아나온 뒤 하루의 성장 속도는 다음과 같았다. 아래턱 0.38㎜이었고 머리 위는 0.35㎜이었다. 귀 위쪽은 0.35㎜이었고 겨드랑이는 0.30㎜이었다. 사타구니는 0.20㎜이었으며 눈썹은 0.18㎜로 나타났다.

이 결과를 통해 볼 때 재생 속도가 가장 빠른 것으로 나타난 눈썹의 경우 생장 속도는 오히려 가장 늦고 아래턱과 머리 위의 모발은 매달 2㎝의 속도로 자란다는 사실을 알 수 있다.

또 하나의 재미있는 사실은 모발이 피부 표면 밖으로 노출되기 전에 소요되는 시간은 남성이 여성보다 짧다. 그러나 일단 피부 밖으로 나온 뒤에는 여성이 남성의 속도를 능가하여 훨씬 빨라지게 된다.

또한 피부 밑에서 성장하는 속도는 연령에 관계없이 일정한 것으로 드러났다.

(5) 모발의 기능

- 충격과 상해로부터 머리를 보호한다.
- 자외선이나 추위의 침해를 받지 않도록 한다.
- 해로운 금속성분의 배설기능을 모발을 통해서 한다.

3. 머리카락 관리

소변을 보면 몸 안의 체액의 상태를 확인할 수 있다고 했는데, 머리카락만 볼 줄 알아도 그 사람의 건강을 확인할 수 있다. 물론 손톱과 발톱을 보아도 알 수 있다.

머리카락을 보면 몸 안의 열의 정도를 알 수 있고, 발톱을 보면 체액의 상태를 알 수 있고, 손톱을 보면 혈압의 상태를 알 수 있다.

머리카락을 관리하는 것은 몸의 열을 관리하는 것이다. 머리카락이 좋고 많은 사람은 대개 손발이 냉하다. 즉 음성체질의 사람들이 머리카락이 좋다. 머리에 열이 많으면 머리카락은 빠지게 된다. 그러므로 머리는 차게 건사되어야 한다.

머리카락 관리는 곧 건강관리라는 생각을 가져야 한다. 건강관리 원칙을 시키는 것이 곧 머리카락 관리법이다. 식사를 계속하다 보면 숙변이 쌓이게 되므로 매주 한 번씩 아니면 한 달에 한번씩이라도 위세척을 하는 것이 몸의 자생력을 강화하는 데 좋다.

체액이나 혈액을 정상화시키기 위해 대두 두 되의 물에, 즉

2000cc의 물에 소금을 찻순가락으로 하나를 타서 마시고 소금으로 머리를 감아주고 마사지하면서 머리나 손가락이나 발가락에서 사혈을 시키는 것이 건강관리를 위해서나 머리카락 관리를 위해서 좋은 방법이다.

혈압이 높아지는 것은 몸 안에 독과 열이 쌓이는 징조이므로 물을 많이 마시고 염분도 적당히 먹으면서 식초도 제대로 써야 한다.

할머니들이 이어받은 전통식사법을 잘 이어받아야 한다. 그분들이 이유 없이 물에 간장이나 소금을 타서 마신 것이 아니고, 이유 없이 식초를 반찬에 섞어서 먹은 것이 아니다. 이것이 건강을 지키면서 암을 예방하는 건강관리법이라는 것을 알아야 한다.

4. 피부와 모발의 관계

사람의 모발은 손톱과 마찬가지로 피부의 각질화로 형성된다. 그렇기 때문에 모발은 손톱의 특성과 비슷한 점이 많다.

모발 또한 신체의 영양상태와 건강상태를 그대로 반영해주는 거울이다. 실제로 이 같은 모발의 성질을 이용하여 분석을 하면 한 사람의 형질을 파악해낼 수가 있다. 이 점을 이용하여 모발은 종종 범죄 수사에서 결정적인 단서가 되기도 한다.

모발은 또한 인체 내에 들어온 유해물질을 배설시키는 배설기관이기도 하다. 수은 중독 등 화공약품의 중독사건을 조사

할 때면 모발에 잔류하고 있는 독성물질의 양을 가지고 피해 정도를 파악하게 된다.

이렇듯 피부와 모발은 서로 밀접한 관련을 맺고 있다. 따라서 탈모 현상 역시 전신의 영양상태 악화와 관련이 깊다. 즉 탈모를 일으킨 직접적인 원인 중에서 가장 중요한 것은 바로 모유두에서 충분한 영양을 흡수할 수 없기 때문이다.

종종 오직 특별한 방법으로 순간적으로 혈액의 흐름을 개선시킬 수는 있다. 그러나 순환에 장애를 일으킨 신체조건은 여전히 존재하기 때문에 곧 또다시 원래의 상태로 돌아가게 된다. 이 같은 악순환의 고리를 끊으려면 체질을 개선시켜야 한다. 따라서 탈모를 근본적으로 치료하려면 체질을 개선하는 것이 그 첫걸음이 되어야 한다.

5. 오장과 모발

한의학에서는 모발과 오장육부의 상관관계를 다음과 같이 정리한다.

(1) 모발은 신(腎)이 주관한다는 것이다.

한의학에서 말하는 신은 신장과 방광, 생식기 등을 총괄하는 의미이다. 또 귀와 골격, 모발, 치아, 다리와 허리 등을 포괄하는 총체적인 개념이라고 할 수 있다.

신기능이 약화되거나 문제가 생기면 탈모와 백발 등 모발의 여러 가지 문제를 초래하게 되는 것이다.

일상생활의 습관 중에서 신기능을 약화시키는 원인은 매우 많다. 가장 대표적인 것은 찬바람에 노출되는 것이고 염분의 과다 섭취도 신기능에 영향을 미친다. 또 밤을 지새우는 생활 습관 등도 문제가 된다.

따라서 탈모를 예방하려면 우선 일상생활의 습관부터 개선시켜야 한다. 그래서 신기능을 회복시킨다면 건강한 모발을 유지할 수 있을 것이다.

(2) 모발은 혈의 나머지이다.

한의학에서는 모발의 원료를 혈액으로 보고 있다. 체내에서 순환하던 혈액의 잉여분이 모발로 변하게 된다고 보는 것이다.

따라서 체내에서 순환되던 혈액이 부족하게 되면 모발에 작용하는 혈액의 양이 모자라게 되면서 모발을 만들어낼 수가 없게 된다. 뇌 안의 혈류량이 부족하여 빈혈이 발생한 것처럼 두피가 긴장하거나 어깨와 목이 시큰하고 아파도 혈관에 영향을 미쳐서 혈액의 원활한 흐름을 방해하게 된다.

이럴 경우 모발을 만들어내는 원료의 부족을 초래하여 새로운 모발이 돋아나지 않게 한다. 특히 이것은 모발이 가늘어지게 하는 원인이 되기도 한다.

6. 모발 건강식품

모발을 아름답게 하는 식품을 소개하면 다음과 같다.

(1) 인삼

인삼은 흥분제이고 또 강장제이다. 신경을 흥분시키고 피로를 해소하며 신진대사를 촉진시키는 작용을 한다는 것이다.

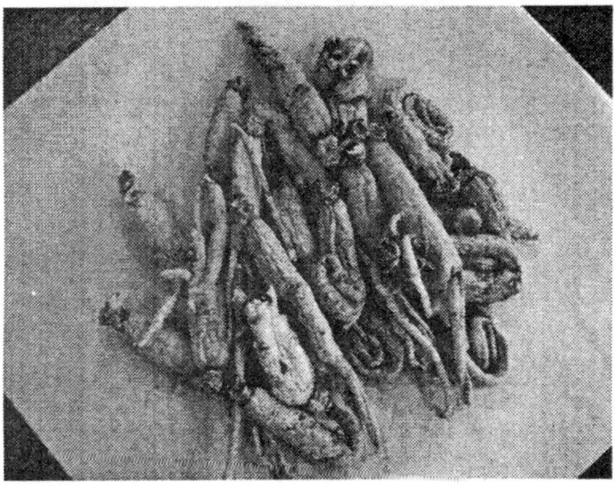
인삼

인삼은 심장, 폐, 뇌의 급격한 쇠퇴로 인해 유발된 호흡곤란과 맥박이 미약한 증상을 개선시킨다. 또 손발이 차갑고 식은땀이 잘 나는 허탈증에 뛰어난 효과가 있다.

모발에 대한 인삼의 효과는 탈모를 방지할 뿐만 아니라 모발이 희어지는 증상 또한 예방한다.

인삼은 모발에 대하여 강한 자양을 줄 수가 있기 때문이다. 따라서 인산 농축액을 모발에 바르면 탈모 현상을 예방하게 되고 백발화도 억제하는 효능이 있다. 특히 인삼은 모발에 윤기를 더해주고 아름다워지게 하는 효과 또한 있어 인삼은 모발에 유익한 식품 중 최고로 꼽힌다.

(2) 생강

생강의 효과는 바로 비듬을 치료하여 모발 상태를 개선시킨다는 데에 있다.

생강은 모발에 대해 강렬한 발산작용을 발휘한다. 그러므로 생강의 농축액을 모발에 바르면 비듬을 예방하고 모발에 생기가 넘치게 한다. 특히 생각은 두피에 대해 양호한 작용이 있기 때문에 설사 흰머리가 생겼다 하더라도 모발의 성질에는 광택이 나게 한다.

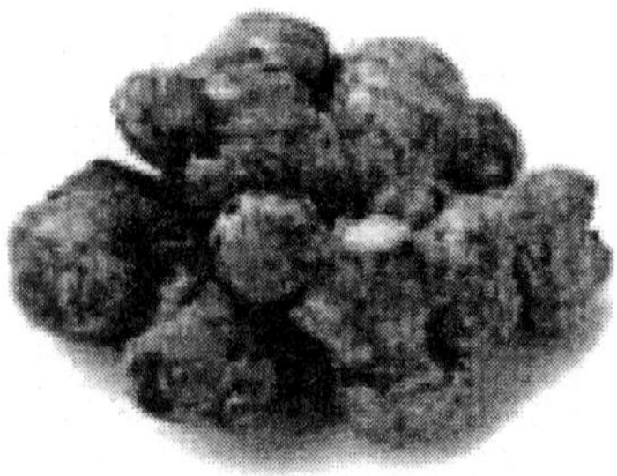

생강

(3) 계피

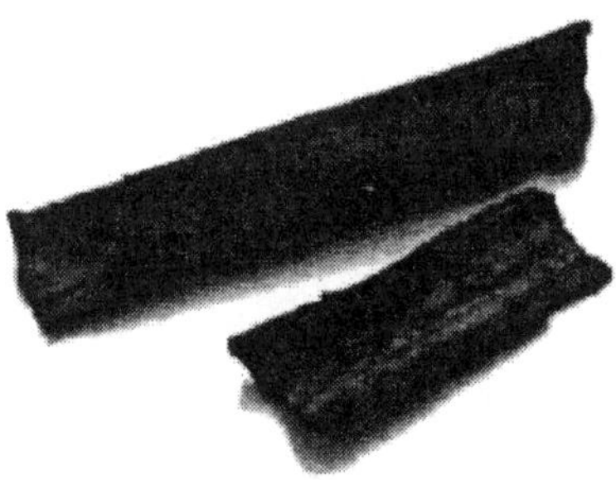

계수나무의 껍질인 계피로 머리를 감으면 탈모를 예방할 뿐만 아니라 두피 소양증을 개선시키며 흰머리의 발생 또한 막아주는 효과가 있는 것으로 밝혀졌다.

계피 액의 강렬한 소염효과는 염증의 발생과 흰머리의 생성을 방지할 뿐만 아니라 모발의 색깔과 윤기까지 더해 줘 모발을 더욱 아름답게 하는 효과가 뛰어나다.

(4) 백엽(측백나무잎)

측백나무 잎이나 그 껍질은 두피의 세균감염을 예방하는 효과가 있다. 이와 동시에 가려움증을 완화시키고 상처를 치료하며 비듬 또한 제거하는 효과가 있는 것으로 드러났다.

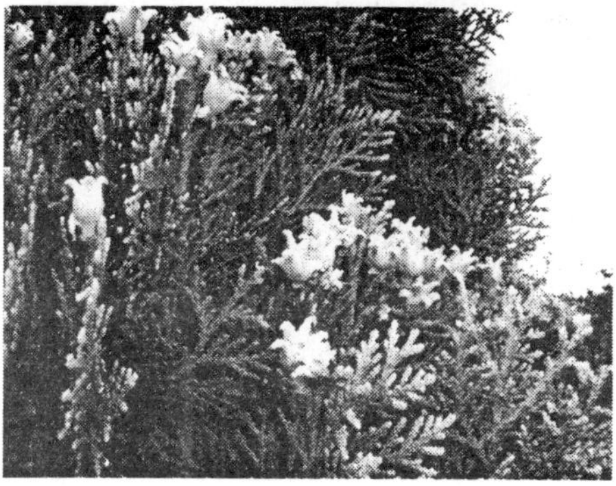

그것은 측백나무 잎이 두피에 대하여 강렬한 소염효과가 있기 때문이다. 따라서 측백잎의 농축액을 두피에 바르면 두피의 상처와 염증을 치료할 수가 있다. 비듬 또한 개선하여 모발의 청결을 유지할 수 있다

(5) 밀

밀이 모발에 유익한 것은 밀에는 진정효과가 있기 때문이다.

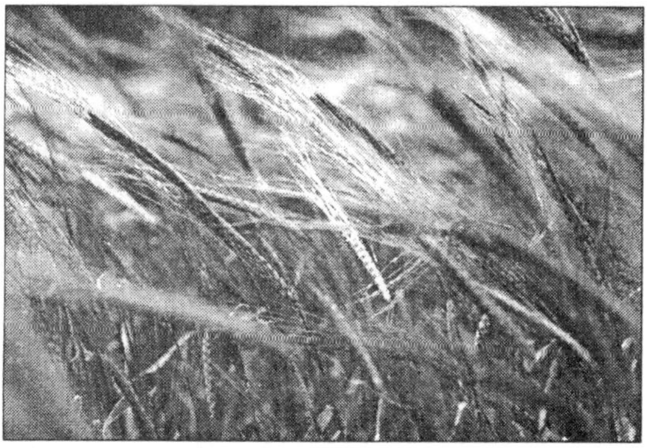

따라서 정신을 안정시킬 수가 있어 모발 건강에 유익하다.

밀은 이미 화장품의 원료로서 널리 활용되고 있다. 그 효과 또한 이미 확인된 바 있다.

이러한 밀의 자양작용은 두피에 대하여 강렬한 모발 보호

효과를 발휘한다. 그 뿐만이 아니다. 밀에는 또한 가려움증을 개선시키고 세포의 분열을 촉진시키며 비듬을 예방하는 작용이 있다.

밀의 농축액을 두피에 바르면 두피의 상처를 치료하고 거친 모발 상태를 개선시키며 비듬을 제거한다. 특히 두피에 광택을 더해주고 아름다운 머리 결로 가꿔주기도 한다.

(6) 율무

율무에는 이뇨(利尿)와 건위(健胃) 작용이 있고 호흡기관을 강화시키는 효능이 있다. 또한 율무는 노폐물과 불필요한 수분을 몸 밖으로 배설시키는 효능이 있는데 이로 인해 모발을 건강하게 한다.

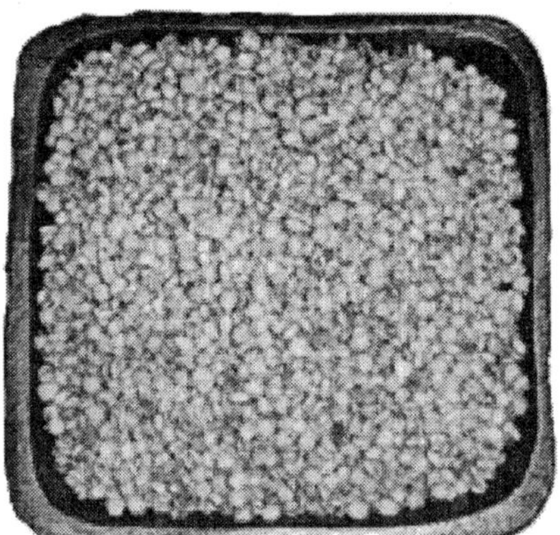

7. 비타민과 모발

비타민(Vitamin)은 수용성과 지용성으로 나눌 수가 있다. 수용성 비타민은 피부 표면에 흡수가 되지 않는다. 그런 반면 지용성 비타민은 피부 표면에 흡수가 되는 특성이 있어 두피 표면에 발라도 흡수가 된다. 그래서 지용성 비타민을 함유하고 있는 발모제와 대머리 치료제를 배합해서 응용한다.

(1) 지용성(脂溶性) 비타민

① 비타민 A

비타민 A는 카로틴으로도 불린다. 주로 신체의 상피(上皮) 조직 기능에 있어 중요한 역할을 한다.

비타민 A가 결핍되면 시력장애를 유발하고 야맹증에 걸리기도 한다. 또 감기와 상부호흡기 계통 질병에 걸리기 쉽다.

어떤 경우는 사마귀 따위의 피부 각질화도 일으킬 수가 있다. 특히 비타민 A가 결핍되면 성장이 느려지고 저항력이 약해지면 신장과 소화기능도 약화될 수가 있다.

모발의 건강에도 비타민 A는 중요한 영향을 미친다. 만약 비타민 A가 결핍되면 두피를 건조하게 만들어 두피세포의 활동을 위축시키고 모공의 각질화를 초래하기 때문이다. 이로 인하여 탈모증을 유발하기도 한다.

탈모 원인 중 한 가지인 건조성 두피증(乾燥性 頭皮症)을 치료할 때는 비타민 A 성분이 함유되어 있는 발모 크림 제재를 바르거나 섭취하면 효과가 있다.

그러나 비타민 A는 과다 섭취해서는 안 된다. 왜냐하면 비타민 A를 과다하게 섭취하면 모근을 둘러싸고 있는 모낭에 염증을 일으킬 수가 있기 때문이다. 이로 인해 모발이 빠지기도 한다.

비타민 A를 많이 함유하고 있는 식품은 장어, 김, 들깻잎,

시금치, 당근, 호박, 순무, 무청, 동물의 간, 치즈, 우지, 계란 노른자위 등이다.

② 비타민 D

비타민 D는 알몸으로 일광욕을 하면 곧 얻게 되는 비타민이다. 비타민 D가 결핍되면 혈액 속의 칼슘 함량이 저하되어 꼽추병과 골연화증(骨軟化症)에 잘 걸린다. 특히 유아의 성장과정에서 비타민 D가 결핍되면 머리 위 봉합선이 잘 아물어지지 않는다.

일반적으로 알려져 있기는 비타민 D가 모발의 재생에 효과가 있다고 하여 종종 발모제와 모발 윤활제에 배합하여 쓰이고 있다.

비타민 D를 함유하고 있는 식품은 간유나 우지, 정어리, 고등어, 꽁치, 연어, 송어, 미꾸라지 등이다.

③ 비타민 E (Tocopherol)

많은 사람들은 비타민 E를 항불임증 비타민으로 알고 있다. 생식기관의 정상적인 작용을 유지시키는 데에 없어서는 안 될 비타민이기 때문이다.

최근의 연구 결과에 의하면 비타민 E가 체내에서 지질과 산화작용을 방해하는 것으로 밝혀져 주목을 받고 있다.

지질이 과산화 상태로 되면 세포 속에 축적되어 남아서 정상적인 활동을 방해하기 때문에 과산화 지질을 노화물질이라고도 부른다.

비타민 E가 그 작용을 억제하는 것으로 밝혀져 비타민 E는 이른바 노화방지 비타민으로 평가받고 있다.

특히 비타민 E는 혈중 콜레스테롤 등 지질의 응고를 방지할 수가 있기 때문에 동맥경화증에 대한 예방과 치료에 널리 응용되고 있다.

또 피부를 건조하게 하고 갈라지고 트게 하며 냉한증(冷寒症)을 유발하므로 이런 증상을 예방하려면 비타민 E를 많이 섭취해야 한다.

이것은 비타민 E가 말초혈관의 혈액 흐름을 촉진시키는 작용을 발휘하기 때문이다. 그러므로 비타민 E는 당연히 모발에 대한 영양공급과 연관이 있게 된다.

실제로 비타민 E를 발모제에 배합하여 응용하면 좋은 효과가 나타난다. 따라서 노화를 방지하면서 발모를 촉진하려면 비타민 E를 많이 섭취해야 한다.

비타민 E는 모든 곡물의 배아 속에 많이 함유되어 있다. 그중에서 함량이 가장 많은 것은 밀의 배아이다. 또 식물성 유지에도 많이 함유되어 있다.

④ 비타민 K

비타민 K는 지혈작용과 밀접한 관계가 있다. 비타민으로서 혈액 운행을 촉진하고 유지하는 데에 있어서 없어서는 안 되는 물질이다. 특히 비타민 K는 비타민 E의 동화작용(同化作

用)에 필수적인 물질이다.

비타민 K 또한 탈모를 예방하고 모발의 건강을 유지하는 데 있어 반드시 필요한 비타민이다.

비타민 K를 많이 함유하고 있는 식품으로는 양배추, 당근즙, 당근잎, 계란노른자위, 동물의 간, 쌀, 보리밀기울, 시금치, 콩기름, 토마토 등이다.

⑤ 비타민 F

비타민 F는 체내에서 합성이 안 되는 불포화지방산이다. 그 중에서 가장 중요한 것은 리놀산(Linolic acid)과 아라키돈산(Arachidonic acid)이다. 이는 필수지방산(Essential fatty acid)이라고 한다.

혈액 속의 콜레스테롤과 리놀산이 결합되면 콜레스테롤의 흐름을 원활하게 한다. 따라서 동맥경화증을 감소시켜서 심장병을 예방할 수가 있다.

비타민 F는 피부와 점막 건강을 유지하는 데 있어 필수적인 물질이다. 신진대사와 발육을 촉진하고 세포 속에서 칼슘과 인의 동화작용을 돕는다. 특히 방사선의 폐해를 예방하는 비타민이기도 하다.

비타민 F가 결핍되면 탈모를 유발할 뿐만 아니라 습진이나 여드름 등을 발생시킨다. 또 발육 부진이나 담석증을 유발하고 생식기관이나 신장의 발육 또한 저해한다. 전립선 질환을 일으키기도 한다. 비타민 F가 많이 함유되어 있는 식품은 대두, 옥수수, 해바라기씨 등이다.

(2) 수용성(水溶性) 비타민

① 비타민 B_1 (Thiamine)

비타민 B_1 은 신체의 생장을 주관하는 비타민이다. 심장에 결함이 있을 경우 대부분 비타민 B_1 이 결핍되어 있다.

비타민 B_1 은 또 혈액순환과 식욕, 소화기능을 촉진하고 신경조직을 정상적으로 유지시키는 역할을 하기도 한다.

얼마 전까지는 비타민 B_1 의 결핍으로 발생하는 각기병이 사회적인 문제로 대두되었지만 오늘날 그런 질환은 찾아보기 힘들다.

비록 비타민 B_1 이 모발의 생장에 직접적인 관계가 있는 것은 아니지만 이것이 혈액순환을 정상화시키는 데에 필수적인 물질이기 때문에 역시 모근에 대한 영양 공급과 밀접한 관계가 있다.

비타민 B_1 이 비교적 많이 함유되어 있는 식품으로는 쌀 또는 밀의 배아, 계란 노른자위, 동물의 간, 아몬드, 땅콩, 호도, 잣 등의 견과류 씨앗을 들 수 있다. 또 마늘이나 청대콩, 풋콩 등의 채소류와 맥주 효모, 토란, 산약, 고구마 종류, 돼지고기, 닭고기, 잉어, 붕어, 장어 등에 많이 함유되어 있다.

② 비타민 B_2 (Riboflavin)

비타민 B_2 는 신체 조직 중 유연한 부위의 신진대사에 중요한 작용을 한다. 따라서 인간의 성장에 있어 필수적인 물질이라고 할 수 있다. 이러한 비타민 B_2 는 피부에 대해서도 중요한 역할을 한다. 그래서 미용 비타민이라고 하기도 한다.

비타민 B_2 가 결핍되면 성장이 멈출 뿐만 아니라 백내장이나 피부이상이 나타난다. 입술이 건조해져서 갈라지며 심지어 구강염을 일으키기도 한다.

따라서 모발에 대한 비타민 B_2 의 영향도 매우 크다. 쥐를 대상으로 실험을 해본 결과 비타민 B_2 가 들어있지 않는 사료로 2~3개월 동안 사육한 뒤 쥐의 살갗과 털을 살펴본 결과 그 광택이 사라지고 탈모 증상이 나타나기 시작했던 것이다. 비타민 B_2 는 동물의 간, 대구, 미꾸라지, 장어, 성게, 우유, 녹황색 채소인 들깻잎, 무청, 표고버섯, 밀 배아 등에 들어있다.

③ 비타민 B6 (Pyridoxine)

비타민 B6는 단백질이나 지방, 탄수화물 등이 인체 내에서 실제로 기능하고 효과를 발휘하도록 하는데 있어서 필수적인 역할을 하는 비타민이다.

또 피를 만들고 피부와 신경, 근육이 그 기능을 유지하도록 도와주는 물질로서 결핍되면 모발의 생장을 방해한다. 또 피부염을 일으킬 수도 있다.

비타민 B6 를 많이 함유하고 있는 식품은 동물의 간, 계란 노른자위, 밀 배아, 현미, 콩 종류, 육류, 우유, 양배추, 어패류 등이다.

④ 비타민 B12 (Cyano cobalamine)

비타민 B12는 정상적인 혈액 성분을 형성하는데 있어 필수적인 역할을 하는 비타민이다. 따라서 빈혈을 예방하는 작용이 뛰어나다.

또 정신적인 피로로 인해 빚어진 신경조직의 기능 저하에도 효과가 있다. 피부의 측면에서 살펴보면 버짐 치료에 효과가 있고 정신적인 스트레스로 인해 빚어진 탈모증을 개선시킨다.

비타민 B12가 풍부하게 함유된 식품은 우유나 동물의 간, 육류, 계란 등이며 식물성 식품에는 거의 들어있지 않다.

⑤ 비타민 C (Ascorbic acid)

비타민 C는 모세혈관의 파열을 방지한다. 또 피부 세포를 결합시키는 작용을 하기도 한다. 특히 주근깨나 검버섯을 발생시키는 멜라닌 색소의 증가를 억제하고 예방하여 피부를 아름답게 만드는 효과도 있다.

그래서 비타민 C를 미용비타민이라고 하기도 한다. 그 뿐만이 아니다. 과민성 증상을 억제하고 외상을 빠르게 치료하는 효과도 있다.

비타민 C는 피부와 밀접한 관계가 있는 물질이며 모발의 생장과 건강을 유지하는데 있어서도 필수적인 비타민이다.

비타민 C가 많이 함유되어 있는 식품은 주로 감귤, 딸기, 사과 등 과일 종류이다. 또 피망이나 풋고추, 시금치, 무청 등의 채소에도 풍부하게 함유되어 있다.

⑥ 니코틴산

니코틴산은 피부와 간장, 신경 그리고 혈액순환조직 등의 기능을 정상적으로 유지하는데 있어 중요한 역할을 하는 물질이다. 니코틴산이 결핍되면 니코틴산 결핍증을 유발하게 된다. 예를 들면 기억력이 상실되고 잇몸, 또는 혀가 붓거나 혀에 염증이 생기는 등의 증상이 나타나게 된다.

니코틴산이 풍부하게 함유되어 있는 식품은 우유, 육류, 녹색채소, 풋콩과 완두콩 등을 들 수 있다.

⑦ 판토텐산 칼슘

판토텐산 칼슘은 피부 건강을 유지하는 데에 필수적인 항피부염 물질이다. 이와 동시에 부신(副腎)과 모든 소화기관의 기능을 정상적으로 유지하는데 없어서는 안 될 비타민이다.

동물의 경우 판토텐산 칼슘이 결핍되면 모낭(毛囊)과 모모(毛母)의 위축을 일으킨다. 또 피지선의 색소 분비에도 영향을 미쳐 모발이 잿빛으로 변하게 한다. 그러므로 색소 부족을 예방하는데 있어서 필수적인 물질이라고 할 수 있다.

판토텐산 칼슘은 또 인류의 모발 색깔 또는 항체를 형성시키는데 있어서 결코 결핍되어서는 안 되는 구리 성분의 이용에 큰 영향을 미친다.

판토텐산 칼슘을 풍부하게 함유하고 있는 식품은 계란 노른자위, 동물의 간, 당밀, 땅콩, 효모, 쇠고기, 양배추, 옥수수, 우유, 콩 종류, 감자, 메밀, 밀배아, 식물성 기름, 연어, 송어 등이다.

⑧ 콜린

콜린의 주요 효능은 지방의 동화작용을 촉진시킨다는 것이다. 간장의 기능을 유지하는데 있어서도 없어서는 안 되는 비타민이기도 하다.

한 연구에 따르면 콜린은 피지의 분비와도 밀접한 관계가 있는 것으로 밝혀졌다. 따라서 지방의 침적으로 빚어진 간장 질병을 예방하고 치료하는데 응용될 수가 있다.

이러한 콜린이 결핍되면 지방의 동화작용에 문제가 생기게 된다. 또 간 기능의 쇠퇴를 초래하게 된다. 특히 얼굴에 나타나는 주근깨나 검버섯이 간 기능의 저하와 연관이 깊은 것으로 밝혀져 있기 때문에 콜린은 피부와 모발에 대해서도 역시 중요한 역할을 하는 비타민이라고 할 수 있다.

콜린이 풍부하게 함유된 식품은 계란 노른자위, 동물의 췌장, 염통, 콩팥, 효모, 생선, 과일, 모든 곡물, 육류, 우유, 뿌리채소 종류 등이다.

⑨ 이노지트

이노지트는 신체의 기능을 정상적으로 유지하는 역할을 하는 것 외에 콜린과 서로 협조하여 그 효능을 발휘하는 작용을 한다.

동물을 통한 실험에 의하면 이노지트를 이용하여 탈모증을 치료한 결과 상당히 좋은 효과가 나타난 것으로 알려져 있다.

이노지트가 많이 함유되어 있는 식품은 과일이나 우유, 채소,

육류, 곡물, 효모, 땅콩과 씨앗류 등이다.

⑩ 비타민 H

비타민 H는 세포의 발육을 촉진시키는 비타민이다. 동물 실험을 통하여 밝혀진 바에 의하면 비타민 H가 결핍되면 모발의 생장을 방해하여 잿빛으로 변하게 하고 심지어 탈모증까지 유발하는 것으로 드러났다.

물론 이러한 연구 결과가 인류에게도 동일하게 나타나는 지에 대해서는 아직 밝혀지지 않았다.

그러나 동물의 경우 비타민 H가 결핍되면 피부가 탈락되는 박탈성 피부염 또는 결막염을 일으키는 것으로 나타났다. 그러므로 인류에게도 역시 필수적인 중요한 비타민임에는 틀림없다.

⑪ 엽산(葉酸)

엽산은 적혈구가 정상적인 크기와 수량을 유지하는데 없어서는 안 될 중요한 비타민이다. 이것이 결핍되면 각종 빈혈 증상이 유발된다.

또한 간장 기능을 돕고 지방에 대한 조직의 기능을 활성화시키는 작용을 하기도 한다. 엽산은 모발의 색소를 회복하거나 유지시키는 데에 있어 중요한 역할을 한다는 사실이 밝혀졌다.

제 4 장 탈모

1. 머리카락이 얇아지고 희어지는 이유

사람은 늙어가면서 두드러지게 나타나는 것 중 하나는 머리카락이 얇아지면서 힘이 없고 잘 빠진다는 것이다.

얇아질수록 탈색이 되면서 점점 흰 머리카락이 늘어가는 것이 현저하게 보이게 된다.

그 이유는 앞에서 말했던 것처럼 머리에 열이 많아서 머리에 보급되어야 할 영양분이 변질되어 버리고, 머리에 보급되어야 할 수분이 땀으로 증발되기 때문에 머리에 필요한 영양분 보급이 안 되므로 머리카락이 얇아지는 것이다.

그러므로 앞에서도 말했던 것처럼 물을 많이 마셔서 몸에서 열을 빼내어 머리가 차게 보존될 수 있도록 해야 한다.

머리에 손을 얹어보아서 더운 기가 느껴지면 발을 물에 담그거나, 한증을 하거나, 수영을 하는 것도 몸에서 열을 제거하여 정상체온을 유지하는데 좋다. 머리에서 사혈시키는 것도 방법이기는 하지만 자연스러운 것이 가장 정상적인 것이다.

머리카락이 희어지는 이유도 얇아지는 이유와 같다. 머리카락에 필요한 영양분이나 수분이 공급되지 못하면 얇아지면서 약해지고 희어지는 것이다.

2. 흰머리와 예방

백발은 선천성 백발과 후천성 백발의 두 종류로 나눌 수 있다. 소위 선천성 백발은 유전과 깊이 관련되어 있다. 출생하면서부터 머리에 이미 흰머리가 몇 가닥 있다. 이 같은 선천성 백발은 지금까지 치료하기가 매우 어려운 것으로 알려져 있다.

그런 반면 후천성 백발은 범위가 상당히 넓다. 가장 흔한 경우는 노인성 백발, 중년성 백발, 소년 백발, 그리고 일부에게서 나타나는 증상으로 짧은 시간 안에 검은 모발이 갑자기 희게 변하는 것 등이다.

후천성 백발의 발생 원인은 다양하고 그 종류도 많다. 어떤 경우는 생리적인 현상으로 나타나기도 하고 어떤 경우는 외부로 드러난 질병의 징조이기도 하다.

모발의 색깔은 모발 속에 함유되어 있는 착색물질의 많고 적음에 따라 좌우된다. 이런 물질이 바로 의학적으로 말하는 색소과립이다. 그 다음은 흰머리가 모간(毛幹) 속에 존재하고 있는 미세한 기포(氣泡)와 밀접한 관계가 있다. 이것은 흰머리의 생성이 선천적인 체질과 관련이 있고 또 후천적인 각종 원인과도 관련이 있다는 것을 말해주고 있다.

이들 원인 가운데 정신적인 긴장이나 신경성 질환은 모발을 희게 만드는 주범이다. 옛 속담에 수심이 깊으면 머리가 희어진다고 한 것은 실제로 과학적인 근거가 있는 말이다.

뇌하수체(腦下垂體) 또는 갑상선 등 내분비 장애를 일으키는 정신적인 질환을 앓고 있어도 모발이 쉽게 희어진다. 아무튼 이상의 여러 가지 원인으로 모발 속의 색소과립이 사라지고 공기포가 대량으로 증가되면서 모발이 희어지게 된다.

일반적인 상황 아래서는 모발에 희게 변할 때 어떤 객관적인 징조가 항상 나타나므로 간접적으로 머리가 희어지는 원인을 추측할 수가 있다.

흰머리를 검게 변화시키는 방법을 소개하면 우선 흰머리는 절대로 뽑지 말고 모근부분을 가위로 자른 다음 가볍게 두드려서 신경섬유세포를 자극하여 모발을 검게 만드는 세포가 깨어나게 해야 한다. 이렇게 하면 저도 모르는 사이에 머리카락은 검게 변할 것이다.

또 한 가지 방법은 음식을 이용하는 것이다. 미역이나 다시마, 파래 등 요오드 성분이 풍부하게 함유되어 있는 해조류는 머리카락의 흑색소를 만들어내는 효능이 있다.

따라서 이들 식품들을 많이 먹으면 흰머리를 검게 회복시킬 수 있을 뿐만 아니라 흰머리를 예방하는 효과도 상당히 뛰어나다.

머리가 빨리 희어지는 것을 예방하고 치료하기 위해서 가장 먼저 주의해야 할 것은 음식조절이다.

합리적인 음식 섭취를 해야 한다. 잡곡이나 콩 종류, 녹색채소, 과일 등 주로 비타민 B가 풍부하게 함유되어 있는 음식을 많이 먹으면 모발이 빨리 희게 되는 증상을 예방하는데 큰 도움이 된다.

특히 동물의 간이나 감자, 토마토, 목이버섯, 검은깨, 호도, 오디, 검은콩 등에는 구리나 철분 등의 영양소가 풍부히 함유되어 있으므로 많이 섭취하는 것이 좋다. 이들 성분은 인체 내에서 흑색과립을 합성시키는데 있어서 없어서는 안 되는 중요한 금속 원소이기 때문이다.

3. 백발과 급소

왜 백발이 되는가는 확실치 않으나 모발의 영양상태가 나빠지거나 흑발을 유지하는 멜라닌 색소가 감소하기 때문이라고 알려져 있다. 또 멜라닌 색소를 만드는 효소의 감소에 대해서는 부신의 쇠약이 크게 관계가 있다고 생각된다. 부신은 신장의 앞 안쪽 상부에 있는 기관으로 중요한 호르몬을 분비하는 생명유지에 불가결한 곳이다.

동양의학에서도 백발은 신장이 쇠약해져 생긴다고 한다. 신장은 생식작용을 할 뿐 아니라 정기를 간직하여 그 정기가 전신을 돌아 생명력을 유지해 준다.

이 신장과 직접 관련된 장기는 남녀생식기와 비뇨기 그리고 귀, 뼈, 모발이다. 때문에 신장이 쇠약하면 성욕이 감퇴되고 귀는 멀어지고 머리칼은 하얗게 된다고 한다.

급소 요법에서 백발의 진행을 늦추는 급소는 신장의 기능을 높이는 용천이다. 동양의학의 신장은 현대의학에서 말하는 신장과 부신의 양쪽을 연결 지어 생각할 수 있다. 용천에 자극을 가하면 기분이 좋아지고 신장의 기능이 활발해져서 머리칼이 검어진다.

자극방법은 우선 입욕 후에 용천을 천천히 문질러 풀어준다. 다음에 다섯 개의 발가락을 하나씩 천천히 발가락 끝을 잡고 돌리듯이 풀어준다.

서둘지 말고 조금씩 크게 움직여 간다. 매일 밤 용천을 자극하면 조금씩 신장의 기가 강해져 허리에 힘이 들어가게 된다. 여기에서 방심하여 무리하지 않도록 조심하고 또한 걷는 운동을 통해 보다 적극적으로 용천을 자극해 준다.

백발은 노화현상 때문이라고 단념하지 말고 생명의 근원인 신장의 기를 튼튼하게 해 주는 용천을 자극해서 백발의 진행을 멈추고 젊음의 상징인 검은 머리를 오래 간직하도록 한다.

4. 흰머리 뽑아야 하나?

흰머리가 보일 때마다 뽑아버리는 것은 결코 바람직한 방법이 아니다. 흰머리는 뽑으면 뽑을수록 흰머리의 영역이 더욱 넓어지기 때문이다. 이러한 사실을 모르고 계속 흰머리를 뽑다보면 어느 순간 머리카락이 온통 하얗게 되어 있는 모습을 발견하게 될 것이다.

머리카락 한 가닥은 몸속의 수많은 세포와 연관이 되어 있다. 머리카락 한 가닥을 뽑는다면 그 주위의 건강한 모공을 손상시켜 모근의 신경활동에 장애를 초래하게 된다. 그래서 흰머리 한 가닥을 뽑으면 흰머리가 더욱 많이 생긴다는 논리의 근거가 바로 여기에 있다.

특히 머리카락을 뽑은 뒤 새 머리카락이 생기게 하는 데에는 많은 에너지를 필요로 한다.

따라서 흰 머리카락은 뽑을 것이 아니라 뿌리 쪽에서 잘라버린 뒤 손가락으로 모발 구멍 부분을 가볍게 두드려주면 좋다. 그렇게 하면 신경에 외부로부터의 물리적인 자극이 주어져 모낭부(毛囊部)까지 순환되는 혈액의 흐름이 원활해지면서 풍부한 영양물질이 공급된다.

이로 인해 흑색을 형성하는 세포활동이 왕성해지면서 색소를 상실해가는 모발을 원상회복 시키게 되는 것이다.

5. 흰머리 검게 하는 민간요법

(1) 머리 마사지

매일 취침전과 그 다음날 아침 기상 후에 둘째손가락과 가운뎃손가락으로 두피에 작은 원을 그리면서 두피에 마사지한다. 우선 앞이마로부터 머리꼭대기를 지나서 뒷머리 부위까지, 그 다음에는 이마 부위로부터 양쪽의 태양혈(관자놀이)을 통하여 후두부에 이른다. 이 마사지를 하는데 필요한 시간은 1~2분이며 1분 동안에 30~40회 반복하여 마사지한다. 익숙한 정도에 따라 서서히 5~10분간 연장하고 1분 동안에 마사지하는 횟수도 늘인다. 마사지할 때는 균형 있고 적절하게 힘을 넣는다. 이것을 장기간 동안 끈기 있게 계속하면 흰머리가 없어진다.

(2) 백발치료에 사용되는 식품 및 한약

식품으로 검은콩, 호두, 팥, 쌀, 검은깨, 계란, 곶감, 벌꿀 등이 이용되고, 한약(약용식물)으로는 생지황, 오가피, 우슬, 구기자, 하수오, 대추, 숙지황, 당귀천궁, 오디, 창포, 한련초, 생강즙, 홍차분말 등의 사용되고 있다.

6. 비듬

비듬이 많이 떨어져 항상 옷을 털어야만 하는 청소년들을 간혹 볼 수 있다. 보통은 머리를 감으면 비듬 떨어지는 것이 줄어든다. 그러나 머리를 감아도 계속 떨어지는 비듬…. 이런 경우는 한창 외모에 민감한 반응을 보이는 청소년들로서는 고민이 아닐 수 없다.

비듬이란 머리의 피부가 말라서 각질화 되어 떨어지는 것을 말한다. 원인은 여러 가지가 있지만 한방에서는 열이 많으면 머리의 피부에 공급된 혈액이 마르거나 혈액을 생성하는 기능이 부족해서 머리의 피부가 갈라져 떨어져 나와 생긴다고 한다.

첫째로 스트레스를 들 수가 있다. 스트레스를 많이 받으면 간이 나빠진다. 한의학에서는 간은 나무에 비유한다. 나무처럼 쭉 뻗는 힘을 발휘하는 장기가 간이라는 것이다. 스트레스란 하고 싶거나 되기를 원하는 것이 되지를 않았을 때 쌓이는 심적인 부담감이다. 마음이 하나의 생각에 집착하면 기도 뭉쳐서 흩어지지 않는다. 그러므로 간이 부담을 받는 것은 당연한 것이다. 간이 나빠지면 기운을 흩는 작용이 약해지므로 기가 뭉쳐 열을 발생시킨다. 이 열이 위로 떠서 머리 피부에 있는 혈액을 마르게 하면 비듬이 되는 것이다. 이것은 책상에 앉기만 해도 느끼는 피로감, 눈의 침침함, 소화불량 등을 동반한다.

둘째로 위에 열이 많아서 그 열이 위로 떠서 혈액을 마르게 하여 비듬이 발생한다. 이런 청소년들은 평소 몸에 열이 많고 찬물을 마시기를 좋아한다.

셋째는 과도한 자위행위나 선천적인 허약 체질로 인해 혈액 생성기능이 부족하여 생긴다. 그러면 혈보다는 기가 많아져서 기가 열처럼 작용하여 생기는 비듬이 있다. 특히 여자는 월경시 과도한 출혈이 오면 혈이 부족해져 비듬이 많이 생기기도 한다.

증상으로는 손발이 차거나 열이 위로 갑자기 확 달아오른다. 쉽게 피곤해지고 다리에 힘이 없다. 여자의 경우 생리통이 심하기도 하다. 이처럼 혈은 우리 몸에서 부족하면 많은 병을 야기 시키기도 한다.

스트레스로 인한 비듬의 치료법은 뭉친 기운을 풀어 주는 치료를 한다. 약재로는 향부자, 시호, 원지, 석창포 등이 있다. 처방으로는 가미사칠탕, 가미소요산, 육울탕, 귀비탕 등이 있다. 단방약으로는 원지, 용안육을 10g씩 1ℓ 주전자에 넣고 달여서 차같이 끓여 마신다.

음식으로 위에 열이 많아서 비듬이 생긴 경우에는 부추를 쓴다. 부추는 위의 열을 제거하고 혈액 순환을 맑게 해준다.

대나무 잎은 찬 성질이 있으며 위장으로 들어가는 기운이 강하다. 기름진 음식을 많이 먹어서 생긴 비듬에 효과가 좋다.

혈액 생성 기능을 도와주는 식품으로는 당근, 대추, 굴, 참깨가 좋다.

7. 탈모

우리의 피부는 거의 전신에 털이 나 있다. 그 수는 140만개라고 하며 그 중에는 머리카락과 같이 검고 단단한 털(경모)과 체모와 같이 부드러운 털(유모)이 포함된다. 그러나 탈모라고 하면 머리카락이 제일 문제가 되고 있다.

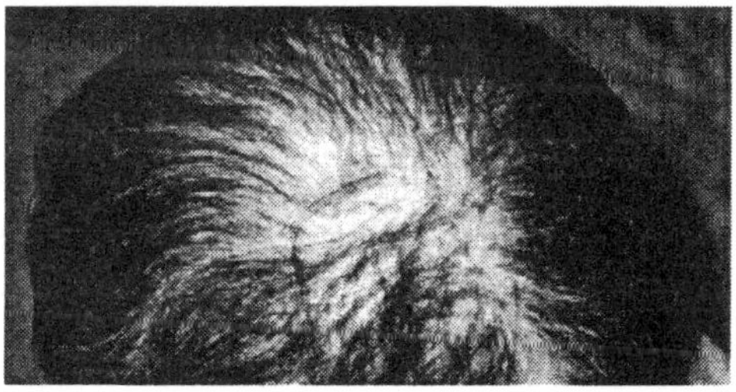

털은 손톱과 마찬가지로 피부 표면의 각층이 변화된 것으로 모포 속에 나 있다. 모구와 모유두는 단단히 결합되어 있기 때문에 털을 당겨도 쉽게는 빠지지 않는다.

이런 털의 분포 밀도가 가장 높은 것이 두부이고, 10~15만개

정도가 나 있다. 그리고 손톱과 달리 평생 자라는 것이 아니고 일정한 시기가 되면 빠지고 다시 새 털이 나는 주기를 반복한다. 이것을 모주기(母周期)라고 한다. 이 모주기가 있기 때문에 성인은 하루에 백 개 전후의 털이 빠지고 새로 돋아난다.

탈모원인은 여러 가지이다. 그러나 남성형 탈모증이란 유전성이 강하다. 탈모의 체질을 유전 받는 것이다. 탈모증은 선진국일수록 많다. 머리가 큰 사람일수록 탈모증이 많다. 불안과 스트레스는 탈모를 조장한다. 나이가 들면 탈모현상이 일어난다.

탈모증 중 가장 많은 것으로 탈모증 환자의 4분의 3을 차지하는 것이 원형탈모증(圓形脫毛症)이다. 원형탈모증은 남녀 성별에 의한 차이는 없으나 20대 내지 30대에서 많이 나타난다.

8. 탈모된 사람

머리에 열이 많으면 머리카락은 빠지게 되어 있다. 열은 위로 오르게 되어 있기 때문에 열이 제대로 소변을 통하여 배설되지 않으면 당연히 머리로 오르게 되는 것이다.

건강관리법에는 수승화강(水昇火降)이라 하여 수기(水氣)는 위로 오르게 하고 화기(火氣)는 아래로 내리게 해야 한다는 말이 있다. 화기가 머리로 오르면 머리가 더워지고 머리가 더워지면 머리에 필요한 영양분이나 수분이 머리에서 변질되어 버려 영양보급을 받지 못하고 견뎌낼 수 없다. 머리에 열이 차면 머리카락의 뿌리가 약해져서 뽑혀질 수밖에 없는 것이다.

머리카락이 안 빠지게 하는 방법은 간단하다. 머리에 열이 몰리지 않도록 사혈도 자주 시키고, 발을 소금물에 담그기도 하고, 자주 목욕도 해서 몸에 열이 쌓이지 않도록 하고, 머리는 소금물로 매일 감으면 머리카락이 빠지지 않는다.

탈모가 단발성(單發性)이면 방치해 두어도 90% 이상은 3개월 이내에 다시 털이 재생됨으로 적극적인 치료를 필요로 하지 않는 경우가 있다. 탈모집 주위에 있는 털을 잡아 당겨보아 간단히 빠지면 병은 아직 진행되고 있다고 보아도 좋을 것이다.

치료에는 각종 발모제 외 외용약이 있으나 가벼운 붓기나 피부에 염증이 있을 때는 스테로이드호르몬 국소사용(크림의 외용약이나 국소 주사)이 효과가 있을 때가 있다. 또 병이 진행되어 광범위해진 경우 스테로이드제 내복약을 쓰는 일이 있으나 장기간이 되면 위험하므로 부작용을 생각하면서 소중히 사용해야 한다.

원형탈모증은 갑자기 발증하는 것으로 예방법이 없다. 그러나 털에 있어서 나쁜 조건은 가능한 만들지 않도록 하자. 그런 의미에서 세면을 하여 청결을 유지하는 것이 중요하다. 특히 비듬이 있는 사람이나 피지 분비가 많은 사람은 세발이 중요하다. 그리고 두피 마사지를 하여 혈행을 원활히 한다.

스트레스가 쌓이는 것도 털에 좋지 않다. 사회생활 중 스트레스를 회피하기는 불가능하겠지만 기분전환을 기하고 취미를 살리는 등 스트레스 해소에 관심을 갖는다.

9. 탈모 방지

머리털 손질의 기본은 우선 세발이다. 세발을 하지 않으면 비듬이 많아지는데 그렇게 되면 모근이 느슨해지고 모발이 빠지게 된다. 또 혈행불량, 신진대사기능의 쇠퇴, 육체적 및 정신적 피로가 쌓여도 탈모는 눈에 띄게 많아진다.

건강한 사람은 보통 하루 평균 10~150개 정도의 탈모가 있다고 한다. 그것이 200, 300개 정도가 되면 이른바 젊은 대머리가 되는 것이다. 모근은 태어났을 때의 수 이상으로는 불어나지 않는다는 것을 알아둘 필요가 있다.

발바닥 자극에서는 신진대사 기능의 활성화 등을 목적으로 신장과 뒤꿈치 부위를 강하게 비벼준다. 또한 갑상선 반사구도 강하게 안마해 준다.

충분한 수면과 발에 꼭 끼는 신발을 피하고 발바닥 자극을 항상 행하도록 한다.

원형탈모증은 초조감 등 스트레스가 쌓여서 생기는 질환으로 머리 부분이 백 원짜리 동전 크기로 벗겨지게 되는 현상이다.

어느 23세(회사원)의 환자는 수면 부족과 신경과민증이 원인이 되어 이 질환에 걸려 반사구 지압소에 찾아왔다. 이 남성은 60세 여성 정도의 기력밖에 없고 활동성은 전혀 없었다. 이곳에 오기 전에 피부과, 내과 등에서 치료를 받았지만 효과가 없었던 모양이다.

또 TV 방송국의 어느 프로듀서의 예도 소개하기로 하자. 크게 기대를 하고 있는 스페셜 프로를 담당하게 되었을 때의 일이다. 두 시간 반 동안 계속되는 생방송이었는데 당일 현장의 스텝이 몇 개의 장면에서 실수를 거듭하였다.

또 다음날부터는 매스컴에서 형편없는 프로라고 혹평을 받았다. 그 일이 있은 1주일 후에 앞머리가 벗겨지게 된 것이다.

스트레스 해소에는 척추 전반에 걸친 치료가 필요하다. 가벼운 증상이면 3개월 정도로 원상회복될 수 있다.

발모는 정신적 스트레스, 호르몬의 불균형에서 생기는 경우가 많으므로 발의 리플렉스 포인트는 엄지발가락의 두부(頭部)와 중부, 복사뼈와 발 뒤꿈치의 앞 끝과의 중간지점이다.

급소 요법에 의하여 원형성탈모증을 치료하려면 신경의 기능을 조절해 혈행을 좋게 한다. 신경의 기능을 조절하려면 간경의 대돈을 자극한다. 대돈은 엄지발가락 발톱언저리 중앙에 있다. 대돈에 담배 온 뜸을 한다. 담뱃불을 가까이 대고 뜨거워지면 떼는 방법으로 10회 정도 반복한다. 혈행을 좋게 하며 또한 발모호르몬 분비를 촉진하기 위해 신경의 용천을 자극한다.

발의 혈행과 머리는 너무나 멀리 있어 관계가 없다고 생각되지만 같은 말단동사(末端同士)인 발의 혈행이 좋아지면 머리의 혈행도 좋아진다.

젊어서 대머리인 사람은 유전과 남성호르몬 분비가 관계가 있으며 간장과 신장이 지쳐 있기 때문에 일어나는 수가 많으므로 이들의 기능을 좋게 하는 발의 급소를 자극해 주면 탈모가 멈춰진다.

젊은 대머리를 치료하는 발의 급소는 간경의 태충과 신경의 용천이다. 태충은 엄지발가락과 둘째 발가락 사이를 손가락으로 누르면서 올라가 약 2㎝인 지점에서 손가락을 멈춘 지점이다. 태충에는 담배 온 뜸을 한다. 담뱃불이 뜨거워지면 떼고 이것을 10회 반복한다.

탈모를 예방하려면 평상시부터 과로를 피하고 정기적으로 운동을 하여 스트레스가 쌓이지 않도록 하여야 한다.

또한 발바닥 지압법은 시신경의 피로를 풀어주고 오장육부의 기능을 높이는데 뛰어난 효과가 있다.

하는 요령은 간단하다. 엄지손가락으로 발바닥을 강하게 눌러주면 된다. 앞뒤로 반복 3회를 행하면 피로를 풀어주고 마음을 편안하게 한다. 대나무를 밟거나 볼록한 것을 밟아도 역시 같은 효과가 있다. 매일 3분간씩 행하면 피로를 해소하고 이마 부위의 탈모를 예방할 수 있다.

10. 탈모증 민간요법

원형탈모증은 주로 신경장애, 특히 식물신경 기능장애로 오며 장년성 또는 조로성 탈모증은 유전, 내분비 기능장애, 영양장애, 기계적 자극과 관계가 있는 것으로 알려져 있다.

원형탈모증은 염증 없이 갑자기 머리카락이 둥글게 빠지는 병이다. 20~40세 남자에게 주로 생긴다. 양성은 몇 달 만에 나으나 악성은 여러 해 동안 지속되기도 한다. 흔히 머리, 눈썹, 겨드랑이, 외음부 등에 갑자기 콩알 또는 손톱 크기의 범위에서 털이 빠진다. 때로는 머리카락이 몽땅 빠지는 수도 있다.

장년성 또는 조로성 탈모증은 20~30세 남자에게서 앞머리, 정수리 부위의 머리털이 빠지고 나중에는 머리 양옆에만 머리카락이 남는다.

민간요법을 살펴보자.

(1) 벌침

2~8마리의 꿀벌을 머리카락이 빠진 국소에 대고 매일 또는 하루건너 한번씩 쏘게 하고 반응을 살펴본다. 다른 증상이 없으면 점차 벌의 숫자를 늘린다.

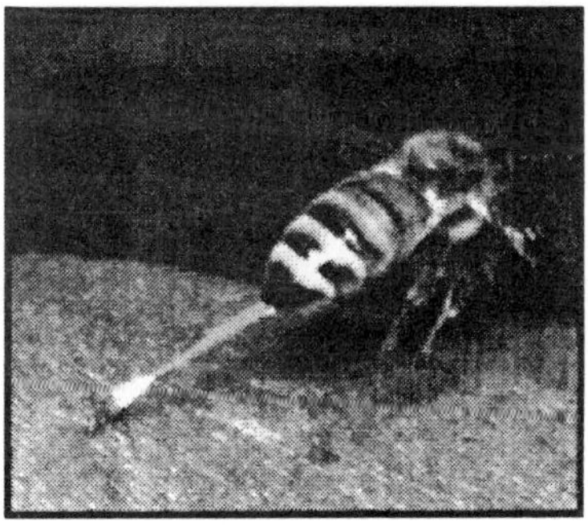

보통 15~20일을 한 치료주기로 한다.

벌 독에 대한 특이 체질이 있기 때문에 처음에는 한 마리를 허리 부위에 붙여 쏘게 하고 소변검사(단백, 당)를 해보아야 한다. 만일 소변에 변화가 있으면 이 방법을 쓰지 말아야 한다.

(2) 측백엽

60% 알코올에 측백엽을 7일 동안 담가두었다가 받아서 약솜에 적셔 머리카락이 빠진 국소에 하루 2~3번 바른다.

(3) 마늘

짓찧어 천에 싸서 머리카락이 빠진 국소에 대고 하루 2~3번씩 문지른다.

(4) 쌀 기름

하루 2~3번 머리카락이 빠진 국소에 바른다.

(5) 생강, 간장

생강을 짓찧어 즙을 짠 후 같은 양의 간장을 섞어서 머리카락이 빠진 국소에 바른다. 생강을 쪼개서 머리카락이 빠진 국소에 대고 문질러도 좋다.

(6) 솔잎

50개 정도를 깨끗이 씻어 실로 묶은 다음 밑 부분을 자르면 자른 면에서부터 진득진득한 진이 나오는데 이것으로 머리카락이 빠진 국소에 자극을 주며 비빈다.

(7) 고춧가루, 백반

각각 같은 양을 부드럽게 가루 내어 머리카락이 빠진 국소에 바른다.

(8) 파, 꿀

파를 짓찧어 즙을 짠 다음 꿀을 섞어 머리카락이 빠진 국소에 바른다.

(9) 뽕나무

태운 재로 잿물을 받아 머리를 씻고 햇볕에 드러내 놓고 잔다.

(10) 복숭아꽃, 오디

그늘에서 말린 복숭아꽃과 오디를 각각 같은 양으로 해서 부드럽게 가루 낸다. 그리고 돼지기름에 섞어 머리카락이 빠진 국소에 바른다.

(11) 콩기름

머리카락이 빠진 국소에 바른다.

(12) 오이잎

신선한 것을 짓찧어서 즙을 짜서 머리카락이 빠진 국소에 바른다.

(13) 당귀, 측백엽

각각 같은 양을 부드럽게 가루 내어 꿀로 알약을 만들어 한 번에 8~12g씩 하루 3번 식후에 먹는다.

(14) 측백나무

신선한 측백나무잎 30g을 주정(75%) 300cc에 담근 뒤 일주일이 지나면 그 용액을 탈모 부위에 바른다. 하루 3회씩 최소한 2개월 이상 사용해야 한다.

(15) 대황 外

대황 50g과 빙편 15g을 양조식초 200cc에 넣어 2~3일 후 이 액을 머리에 바른다.

(16) 생강 外

생강 60g, 당귀 30g, 빙편 1g의 세 가지 약재를 75% 알콜 500cc에 15일간 담근 뒤 사용한다. 사용할 때는 면봉에 약용액을 묻혀 탈모 부위에 바르고 나서 약간의 안마를 행한다. 하루 2~3회 사용한다.

(17) 뽕잎 外

뽕잎, 참깻잎 각각 적당량의 두 가지 재료에 쌀뜨물을 넣고 끓인 뒤 그 물로 머리를 감는다. 매일 한번씩 감으며 1개월간 계속한다.

이 처방은 <비급천금방(備急千金方)>에서 나온 처방으로 청나라 때 서태후와 광서황제도 썼던 처방으로 알려져 있다.

(18) 생강즙

생강즙으로 원형탈모증을 치료하면 2주일 정도 지나 잔털이 나오기 시작한다. 약 3개월이면 머리가 나온다. 그것은 생강에 함유되어 있는 성분이 발한작용과 대사 작용을 활발하게 함으로써 혈액순환이 잘되게 하며 모근을 자극하여 머리가 자라는 것을 촉진하기 때문이다.

원형탈모증을 치료하는 법은 먼저 머리가 빠지는 부위를 깨끗한 물에 적신 수건으로 닦아낸 다음 생강즙 1에 물 3의 비율로 희석한 것을 매일 조석으로 2회 바른다. 치료를 시작하여 1주일 정도면 머리가 빠지는 것이 중단되고 소양증과 비듬이 적어지면서 탈모 부위의 모발이 다시 나오기 시작한다.

(19) 마늘껍질

일반적으로 마늘껍질을 벗기고 찧은 다음 그것을 대머리에 발라도 좋고 천으로 여과시켜 마늘 즙을 발라도 좋다. 하루에 1회씩 바르며 2시간이 경과한 다음 비누로 머리를 깨끗하게 씻어야 한다. 한 치료 기간은 7~10일이며 마늘 액에 식물성 기름을 넣을 수 있다. 치료는 적어도 2~3개월 계속해야 한다.

마늘은 균을 죽일 뿐 아니라 진균과 원충도 죽인다. 마늘

즙이나 마늘 액을 바르면 피부를 자극하므로 피지선의 혈액순환을 촉진시키고 모낭이 확장되므로 머리칼의 생장에 도움을 주게 된다.

(20) 소금요법

소금물은 소독살균작용을 한다. 소금물로 머리를 감으면 머리 피부와 머리 밑의 감염을 감소시킬 수 있고 일부 영양공급도 가능하다. 항상 소금물로 머리를 감으면 머리칼이 깨끗해질 뿐 아니라 탈모증을 예방하고 경감시킬 수 있다. 방법은 100g의 식용소금을 온수에 녹인 후 그 물에 머리를 적시고 몇 분 간 문지른 다음 물비누를 바르고 온수로 씻은 다음 맑은 물로 씻는다.

11. 민간요법 양모제

상백피(뽕뿌리 껍질), 측백엽을 사용한다. 각각 20g씩 토병에 넣고 2홉(400㎖)의 물을 넣고 10분간 끓인다. 그 뒤 헝겊으로 짜 즙을 내어 식힌 다음 이 즙을 머리의 뿌리에 바른다. 바르는 것은 하루에 1회, 세발 후에 하는 것이 좋을 것이다.

상백피(桑白皮), 측백엽 모두 한약방에서 시판하고 있으므로 이것을 이용하면 가정에서 손쉽게 양모제를 만들 수 있다.

그러나 정제되지 않은 약재는 모근에 유해한 성분이 제거되지 않았기 때문에 모근이 약한 사람은 사용에 주의를 요한다.

탈모의 원인을 한의학에서는 혈허(血虛)로 영양이 기를 통해 피부에 공급되지 못하거나 풍사(風邪)가 침습함에 따라 풍이 성하고 피가 조열(燥熱)하여 모발에 양분이 결여되고 초래되는 것으로 보고 있다.

탈모의 치료는 경락을 소통시키고, 풍습(모근피지선의 분비물 과잉 및 두피염증 등)을 제거하고, 혈액순환을 촉진하여 어혈을 없애고, 혈액을 보양하며 피부에 양분을 충족하게 공급하는 것이 치료의 원리다.

12. 발모제

탈모가 신경 쓰이는 사람에게 있어서 큰 관심의 대상이라고 하면 뭐니 뭐니 해도 각 메이커가 발매하고 있는 발모제가 아닐까. 이제까지 실제로 사용한 경험이 있는 사람도 있을 것이고 앞으로 사용해 보려고 생각하고 있는 사람도 있을 것이다. 발모제는 어느 메이커의 어느 상품을 보아도 많은 성분이 배합되어 있다.

발모제의 성분과 그 효과를 보자.

(1) 자극을 주는 성분

자극을 주는 약을 머리에 발라 치료하는 방법은 병원에서도 탈모의 치료에 이용되고 있다. 원리적으로는 머리에 충혈을 가져오는 것에 의해 머리의 혈행을 좋게 하고 머리카락에 영양을 준다는 방법이다.

(2) 영양소

발모제에는 비타민 류가 든 것이 많은 것 같다. 단, 영양소는 입으로 취해 혈액으로 체내에 운반되는 것이 보통이므로 영양소가 들어있다고 해서 머리에 직접 영양이 되는 것은 아닌 것이다.

그보다 오히려 비듬이 변화되어 두피에 악영향을 미치는 과산화지질이라고 불리는 유해물질이 되는 것을 방지하는데 효과가 있다.

(3) 그 외의 성분

한의학적 방법으로 한약재를 정제하여 만든 것으로 모공에 낀 지방을 제거하여 모공을 뚫어주고 피지성의 과잉 분비된 지방을 제거하며 유해세균의 활동을 억제하고 혈액순환을 원활하게 하여 모근의 활성을 강화하는 제품도 있다.

이상의 성분이 조합되어 두발, 두피에 작용하고 탈모를 방지, 발모에도 효과가 있다고 일컬어지고 있다.

머리에 자극을 주는 것은 혈행을 좋게 하고, 육모제를 사용할 때는 돼지털 등의 브러시로 치거나 손가락의 바닥을 사용하여 치도록 하면 좋을 것이다.

13. 머리카락 이식법

대머리에 머리카락을 이식하면 머리카락이 새로 자라나 전보다 숱이 더 많아지게 되어 원래 있던 머리카락인지 알아볼 수 없게 된다. 이식된 머리카락은 관자놀이와 후두부, 이마, 정수리로 나오게 된다. 머리카락의 이식은 몇 단계에 걸쳐 실시되는데 2~3개월 정도 소요된다. 이것은 머리카락을 이식 받으려는 사람들의 대담성과 인내심이 필요하다.

이 방법은 안드로겐탈모증에 효과적이다. 머리카락의 신기한 재생은 증식된 머리의 이식방법으로 정형 및 치료회복 외과학 실험실에서 개발되었다. 이 방법을 이용하면 머리의 피부와 함께 전점 번져나가게 된다. 이를 위해서는 머리카락이 보존되어 있는 관자놀이와 후두부의 피부 밑에 작은 가소물 주머니를 넣고 특수액체를 넣는다. 작은 가소물 주머니는 용적이 늘어나면서 피부를 잡아당겨 늘린다. 의사는 이 과정이 의도대로 진행되도록 관찰해야 하며, 피부가 늘어나 의도대로 되었을 때에 남는 피부를 지른다. 이렇게 하면 잘라낸 부위에 흠집이 생기는데 이것은 머리카락이 새로 나오면서 덮어버려 보이지 않게 된다.

14. 온수 침족법(浸足法)

심한 운동이나 중노동 및 직업상 많이 걸어 피로를 느꼈다면 즉시 풀어주는 것이 좋다. 이러한 피로가 모발 건강에도 좋지 않은 영향을 미치기 때문이다. 이때 효과적인 피로 해소법은 큰 대야에 따뜻한 물을 붓고 양발을 담근 뒤 3분 정도 있으면 된다.

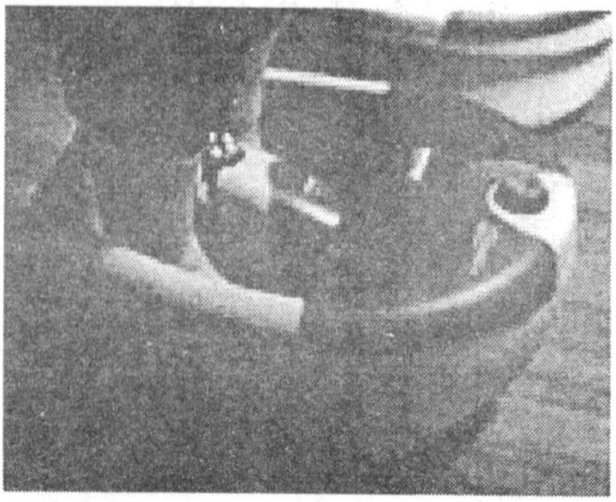

이때 중요한 것은 의자에 앉아서 발을 담그되 체중을 발에 싣지는 말아야 한다. 이렇게 해주면 피로가 씻은 듯이 해소되고 탈모 또한 예방할 수가 있다.

15. 머리지압으로 탈모방지

머리를 두드려 탈모를 방지하기도 하고 두피를 자극하는 것에 의해 머리의 혈행을 좋게 하고 머리카락에 충분한 영양분을 공급하려는 방법이다.

방법이 간단한 것치고는 유효한 방법인데, 단 너무 강하게 치거나 칠 때의 힘의 안배가 너무 심하게 변하는 것은 생각해 보아야 할 일이다. 이래서는 머리에 불필요한 긴장을 초래하여 도리어 역효과가 나타날 우려가 있다. 어깨를 두드릴 때의 상쾌함을 떠올려 알맞은 힘으로 자극을 가하도록 명심하기 바란다.

단, 자극은 리드미컬하게 한다. 단순하고 연속적으로 주어지는 자극이라는 것은 매우 기분 좋은 것이다.

제 5 장 한방 미용

1. 한방 미용법

한의학에서 말하는 한방 미용법이란 한약재를 응용하여 인체의 생리기능을 조절하고 노화과정을 지연시키는 것을 말한다. 사람들은 저마다 각기 다른 생리와 피부색의 특징을 지니고 있다. 그렇다 하더라도 대부분의 사람들이 추구하는 바는 하나다. 보다 아름다워지고 싶어 하고 최대한 노화를 예방하고자 한다는 점이다. 한방 미용법은 이러한 욕구를 충족시켜 준다.

그 방법은 간단하다. 일부 한약을 복용하거나 외용 한약 미용제에다 인체의 전신기능과 국부 치료를 서로 결합시키는 방법을 쓴다.

이는 근본적으로 오장육부의 기운을 도우며 경락을 소통시킨다. 또한 기와 혈의 운행을 원활하게 하고 풍(風)을 몰아내며 열을 끌어내린다. 피를 식히고 해독하며 피부를 윤택하게 한다.

특히 주름살을 완화시키며 모발과 오관에 유익한 영향을 주어 젊음을 더욱 젊게 고 젊음을 잃은 경우는 다시금 새로운 젊음을 되찾게 해주는 역할을 한다. 이로 인해 장수를 누리게 한다.

전반적인 몸의 기능을 높여주면서 아름다운 피부를 가꾸어

주는 것이 한방 미용법의 실체라 할 수 있다.

2. 한방 미용법의 특성

(1) 총체적인 근본 미용

화학약품으로 만들어진 화장품은 다만 아름다움을 꾸며내는 작용이 중요한 기능이다. 쉽게 말해 표면만 다스리는 작용이 강하다.

그러나 한방 미용법은 근본적으로 총체적 미용에 중점을 두고 있기 때문에 근본적인 미를 핵심으로 삼고 있다.

얼굴을 아름답게 하는 것은 혈기를 돕는 것을 우선으로 해야 한다. 만약 이를 알지 못하고 얼굴에 바르는 화장만으로는 올바른 방법이 되지 못한다. 이점이 바로 총체적인 관점에서 출발하고 있는 한방 미용법의 특징이다. 얼굴을 인체의 유기적인 총체의 일부로 간주하고 있기 때문이다. 한의학에서는 얼굴의 영(榮)과 쇠(衰)는 오장육부, 기혈과 밀접한 관계가 있다고 본다. 얼굴이나 피부, 머리카락, 오관, 손톱은 인체의 일부분으로 이들 부위의 왕성과 쇠약은 신체의 건강상태를 직접적으로 반영하고 있다.

따라서 피부가 희고 부드러우며 안색이 불그스레하고 체구가 건장하면 건강미의 표상이 된다. 이는 오장육부와 경맥의 기능이 정상이고 기혈이 넘친다는 표현으로 보기 때문이다.

따라서 허증(虛症)을 동반한 질병은 피부병을 일으켜서 미용에도 적잖은 영향을 미치게 된다.

한방 미용법은 외용약과 내복약뿐만 아니라 식품이나 침구술, 안마, 기공 등 여러 종류의 한방 요법을 집대성시키고 있다.

(2) 천연성분이라 안전

한방 미용제는 천연적인 유효성분을 함유하고 있다. 이들 천연성분의 종류는 매우 다양하다. 알칼로이드, 유기산류, 휘발유류, 아미노산, 단백질과 효소, 비타민, 미량원소, 식물채소, 그리고 많은 중요한 물질이 함유돼 있다.

보약의 대명사로 불리는 인삼에는 20여종의 중요한 물질이 함유돼 있어 신경계통과 물질대사, 심혈관 계통 등에 모두 훌륭한 조절작용이 있으므로 항노화작용이 있는 것으로 밝혀졌다. 천연성분만을 지닌 미용 한약은 일반적으로 인체와 피부에 전혀 해가 없는 것으로 드러나고 있어 그 진가를 배가시키고 있다.

설사 일부 한약 가운데 간혹 소수의 자극성과 독성이 있는 약재가 있다 해도 다른 약재와 배합하여 중화시키게 되므로 얼굴과 피부에 대하여 자극성이 없거나 있다 해도 극히 미미한 정도이다.

(3) 예방과 치료

많은 작용과 용도가 있는 한약제제의 미용제품은 총체적인 미용의 관점에서 시작하여 근본을 예방하고 치료하는 특성이 있다. 얼굴에 혈색이 돌게 하고 피부를 희고 부드러우며 매끈하게 한다.

3. 한방 미용제의 분류

한방 미용의 효과를 충분히 발휘하고 독과 부작용을 감소시키면서 약재의 성질과 약의 응용 목적에 따라 한약재를 적절히 가공하여 만들어낸 것이 바로 한방 미용제이다.

이러한 한방 미용제는 한의학의 진수를 농축시킨 것으로 한의학의 역사와 함께 발전되어 왔다. 그 종류는 크게 여섯 가지로 나눌 수가 있다.

(1) 한방 외용약

한방 외용약은 한방 미용분, 한방 미용액, 한방 미용연고, 한방 미용팩 등이 포함된다.

이들 미용제는 주로 피부와 얼굴에 문지르고 바르는 것들이다.

(2) 한방 내복약

한방 내복약은 오장육부의 기능을 정상으로 환원시켜 기혈이 넘치도록 한다. 여기에는 탕약, 환약, 가루약 등 여러 가지가 있다.

(3) 한방 미용 식이요법

미용 식이요법은 피부를 윤택하게 하고 희게 한다. 혈색을 좋게 하며 주름살이나 검버섯, 반점 등을 제거하는 음식을 위주로 하여 구성된 미용약선을 말한다.

4. 한방 미용의 원리

한방 미용효과를 거두기 위해서는 오장육부를 보하고 기혈의 흐름을 원활히 해야 한다. 또 경락을 소통하고 활혈하여 어(瘀)를 몰아내야 한다. 특히 풍을 몰아내고 열을 내리며 피를 식히고 해독해야 한다. 이것이 바로 한방 미용작용의 원리이다.

이를 요약하면,

(1) 오장(五臟) 자양과 기혈

오장은 곧 심장, 간장, 비장, 폐장, 신장을 말한다. 이는 경맥과 기혈, 진액(津液), 그리고 피부, 오관, 머리카락 등과 유기적인 관계를 이루고 있다.

따라서 오장기혈의 왕성과 쇠약은 얼굴의 아름다움과 노화에 직접적인 영향을 미친다.

한편 기혈은 인체를 구성하고 인체의 생명활동을 유지시키는 가장 기본적인 물질 중 한가지다. 기혈은 오장육부의 기능을 제고시키고 영양을 공급하며 자양하게 하여 인체의 각 기관이 정상적인 생리기능을 유지하도록 한다. 그러므로 한방 미용법에서는 오장육부와 기혈이 미용에 미치는 작용을 매우 중요시한다.

(2) 경락 소통과 활혈

인체에 폭넓게 퍼져있는 경락은 전신의 기혈을 운행시켜서 오장육부와 신체를 연결하고 상하와 내외의 통로를 교통시키는 것이다. 인체의 정상적인 생리활동을 돕는 미량물질은 모두가 경락을 통해 전신의 모든 부위까지 운행이 된다.

그러므로 경락의 원활한 소통을 유지하고 기혈이 막힘없이 운행되어야 피부가 비로소 영양을 받아 윤택해진다. 피부에 기혈의 운행이 원활하지 못해 안색이 어두워지고 심지어 피부질환이 발생하면서 미용에 적잖은 영향을 미치게 되는 것이다.

한의학에서는 미용에 영향을 미치는 거의 모든 질환, 즉 여드름이나 주근깨, 기미, 검버섯 등은 모두 경락이 막히고 어혈이 정체된 것과 연고나이 깊은 것으로 파악하고 있다.

(3) 풍을 몰아내고 열을 내리며 피를 식히는 해독

자연계의 바람이나 추위, 더위, 습도, 건조, 화(火) 등을 육기(六氣)라고 한다. 이 육기는 정상적인 상황 아래에서는 인체에 해를 끼치지 않는다.

그러나 기후가 자주 변하거나 인체의 정기가 부족하여 저항력이 저하되는 상황에서는 육기가 곧 질병을 유발시키는 원인이 된다. 풍을 몰아내고 열을 내리며 피를 식히면서 해독하는 것이 바로 한방 미용법의 중요한 치료 원칙이다.

(4) 종기와 몽우리를 풀로 습(濕)을 제거

피부를 손상시키는 일부 질병, 즉 여드름이나 기미, 주근깨 등은 모두가 국부적인 질환이다. 그러므로 피부질환을 치료할 때는 정기를 북돋우고 풍을 몰아내야 한다. 또 열을 내리면서 피를 식히고 해독함과 동시에 몽우리를 흩트리고 습을 건조시키며 가려움을 멎게 하는 약재를 배합시켜야 한다.

(5) 피부 윤택과 주름살

아름다운 피부는 몸과 마음, 정기에서 나오는 것이다. 다시 말해서 피부는 내장기관이 건강한가 그렇지 않은가를 비추는 거울이다. 만약 위와 장에 장애가 있거나 빈혈, 월경불순이 있으면 가장 먼저 피부에서 그 영향이 드러나게 된다.

이런 경우 한약 복용을 통해 정기를 바로 세우고 근본을 다질 수가 있다.

5. 한방 미용재료

한방 미용은 자기체질에 맞게 음식을 섭취하고 또 자기 피부에 맞는 한방재료를 이용하여 피부 관리를 함으로 보다 건강한 몸과 피부를 유지토록 하는 것이다.

(1) 한방 천연 미용재료

① 갈근(칡뿌리)

모공 수축작용, 보습작용, 미백작용에 효능

② 감국

여드름 완화, 해동, 항균 및 항염 작용을 함

③ 감초

자외선 흡수, 모공수축, 항균작용, 세포재생에 좋음

④ 구기자

항노화작용, 비타민 B, C 등 영양공급

⑤ 고본

미나리과 다년생초로 피구진균 억제작용, 미백 및 노화작용

⑥ 곽향

피부 긴장완화, 모세혈관 혈행 촉진, 항균작용

⑦ 녹두

미백작용, 살균작용, 표백작용, 독소제거 작용, 홍반진정 작용

⑧ 당귀

노화예방, 모세혈관 탄력강화, 피부조직 재생, 잔주름 예방

⑨ 대추

진정작용, 긴장완화, 보습작용

⑩ 도인

앵두과로 미백, 소염진정, 피부재생 및 보습작용

⑪ 마늘

살균작용, 소염작용, 피부탄력 강화

⑫ 맥반석

노폐물 흡작작용, 미네랄 용출, PH조절, 크린싱 및 필링작용, 여드름 및 기미 완화

⑬ 메밀

모세혈관 강화, 염증완화, 피부탄력 강화

⑭ 미나리

혈액 정화작용

⑮ 박하

혈액순환 촉진, 방부작용, 피부긴장 완화

⑯ 밤

살균, 소염작용, 모공 수축작용, 티로시나아제 효소억제

⑰ 방풍

미나리과 식물로 알레르기현상 진정, 미백작용, 노화예방

⑱ 백강잠

누에 과에 속한 누에의 일종으로 기미, 주근깨, 검버섯 피부 등의 색소 개선효과

⑲ 백급

피부재생, 모공수축, 국소 지혈작용

⑳ 백부자

색소 완화작용

㉑ 복분자(산딸기)

염증완화, 알레르기성, 예민성 피부진정, 보습기능 강화

㉒ 사삼(더덕)

진정, 소염작용, 잔주름 예방, 보습작용

㉓ 삼백초

피부재생, 독소제거, 여드름 완화

㉔ 세신

여드름진정, 화장품 및 자외선 알레르기 진정, 색소완화

㉕ 속수자

대국과 식물로 기미, 주근깨 등의 색소완화

㉖ 송진

소나무의 송진은 피부재생, 피지분비조절, 살균작용, 모공정화

㉗ 승마

항균작용, 색소완화, 여드름완화

㉘ 알로에

보습, 피부재생, 미백작용, 진정작용, 멜라닌 색소억제, 살균 및 소염작용

㉙ 양파

살균작용, 호르몬분비 촉진

㉚ 어성초

항균작용, 해독작용, 여드름완화

㉛ 영지

여드름예방, 노화예방, 미백작용

㉜ 오이

진정작용, 보습작용, 노폐물제거, 모공수축작용, 홍반현상 감소, 소양감완화

㉝ 의이민(율무)

표백작용, 여드름완화, 색소침착예방, 노화예방

㉞ 작약(함박꽃)

항염작용, 항균작용, 여드름완화

㉟ 천궁

모세혈관 탄력강화, 피부조직 재생

㊱ 측백엽

모공 수축작용, 모세혈관 기능촉진

㊲ 치자

혈액순환 촉진, 노화예방, 기미완화

㊳ 토사자

메꽃과로 기미, 주근깨, 검버섯 등 색소침착 완화

㊴ 행인(살구씨)

기미완화, 피부재생, 배농작용, 노화예방

㊵ 호도

피부노화 예방

㊶ 호마인(참깨)

잔주름완화, 탈모예방, 피부영양공급, 피부윤기부여

㊷ 호박

해독작용, 소염작용, 부종완화

㊸ 향심

버섯의 일종으로 노화방지, 기미완화

㊹ 하오수

소양감완화, 노화예방

이외에 가지, 구즈베리 열매, 귀리, 나무딸기의 열매, 당근, 레몬, 딸기, 무우, 밀, 부추, 배, 사과, 사탕무우, 살구, 시금치, 아스파라가스, 양배추, 오렌지, 콩, 토마토, 파인애플, 포도 등은 의학적 특성도 있고 피부 미용상 효능이 크다.

(2) 피부에 많이 쓰이는 한방팩

① 맥반석

맥반석 가루에 물을 섞어 흐르지 않도록 걸쭉하게 개어 얼굴에 바른다. 기미, 여드름, 지성피부에 크린싱, 필링작용을 한다.

② 카오링

고령토의 일종으로 맥반석과 같은 용도로 사용한다. 크린싱, 필링작용에 쓰임.

③ 토사자

토사자 3~5냥을 물에다 하루 정도 담가서 흙을 제거하고, 불어서 퍼진 것을 깨끗하게 헹군 뒤 말려서 보드랍게 가루 낸 후 생수에 걸쭉하게 개어서 매일 얼굴에 바른다. 기미, 주근깨, 여드름, 잡티 개선, 피부 윤택에 사용.

④ 도인

복숭아씨를 하루쯤 따뜻한 물에 담가 놓으면 불어서 노란 껍질이 저절로 벗겨진다. 씨의 싹눈에는 독이 있으므로 싹눈을 제거하고 말려서 보드랍게 가루 낸 후 우유나 요구르트 등에 개어 사용한다. 미백, 소염에 효과가 있다.

⑤ 행인

복숭아씨와 마찬가지로 따뜻한 물에 담가 노란 껍질과 싹눈을 제거한 뒤 말려서 가루 낸 후 우유, 달걀 흰자위 등에 개어서 사용한다. 거칠고 건성인 노화 피부, 기미, 주근깨, 피부 수축작용을 한다.

⑥ 백복령

백복령을 깨끗하게 씻어 잘 말린 뒤 보드랍게 가루 낸 후 생수에 개어 사용한다. 임신이나 출산 후의 부인들에게 많이 생기는 기미, 수분대사 원활, 노화피부에 이용.

⑦ 천화분

천화분을 깨끗이 씻어 잘 말린 뒤 보드랍게 가루 낸 후 우유, 요구르트 등에 개어서 사용한다. 표백작용이 강하여 얼굴을 희고 광택이 나게 하며, 아울러 피부가 거칠고 주름살이 많은 사람에게 효과, 배농, 가려움증, 소염작용을 한다.

⑧ 백강잠

백강잠을 잘 말려서 곱고 보드랍게 가루 낸 후 우유, 요구르트 등에 개어 얼굴에 바른다. 기미, 주근깨, 상처자국, 검은 피부 및 가려운 피부, 노화에 좋다.

⑨ 기미에 효과 있는 한방 팩

백강잠, 흑축, 백복령, 세신, 백부자, 행인, 충위, 활련초, 고삼, 작약, 동과자, 현삼, 천화분, 속수자, 치자, 애엽, 계자백, 흰꿀 등 건성인 경우에는 우유, 지성인 경우에는 요구르트에 개어서 사용한다. 이때 따가울 수 있으므로 거즈를 깔거나 밀가루를 넣어 사용하면 좋다.

⑩ 여드름에 효과 있는 한방팩

고삼, 포공녕, 삼백초, 상엽, 측백엽, 복분자, 백부자, 내복자, 선복화, 백지, 작약, 현삼, 금은화, 감국, 감송향, 자초, 마치현, 백렴, 맥반석, 토사자, 어성초, 충위 등

⑪ 주근깨에 효과 있는 한방팩

백지, 백봉령, 행인, 세신, 구기자, 도인, 동과자, 천궁, 신이, 조두, 고본, 감송향 등

⑫ 노화에 효과 있는 한방팩

율피, 산약, 녹두, 삼백초, 활련초, 측백엽, 흰꿀, 당귀, 감초, 황정, 황백, 조두, 조협, 백지, 동과자, 도인, 행인, 영지, 해초, 천화분, 미강, 향심

⑬ 피부가 두껍고 거칠며 흉한 피부에 효과 있는 한방팩

내복자, 행인, 과루인

⑭ 상처와 흉터에 효과 있는 한방팩

백부자, 모려분, 천궁, 백봉령, 웅시백, 계시백, 난황

⑮ 부스럼 제거에 효과 있는 한방팩

백렴, 백지, 백작약, 백강잠, 백부자, 백축, 백출

⑯ 붉은 얼굴에 효과 있는 한방팩

황백, 토사자

⑰ 살핏줄에 효과 있는 한방팩

모국(카밀렌), 신이, 당귀, 도인, 번서, 천궁, 동과자

6. 한방 약욕(藥浴)

미인의 조건으로 피부는 눈같이 희고 얼굴은 복사꽃 같아야 하며 검은 머리카락이 삼단처럼 펼쳐져 있는 것을 아름다움의 최고 지표로 우리 선조들은 삼았다. 또한 아름다움은 건강의 상징이기도 했다. 피부와 살결이 거칠거나 얼굴색이 누렇고 초췌하며 머리카락이 까칠하고 윤기가 없는 사람은 건강하다고 볼 수 없다. 아름다운 얼굴은 발랄하고 활력이 넘치는 젊음을 간직하고 있어야 한다.

그래서 예로부터 사람들은 젊음을 간직하기 위해 남다른 노력들을 기울여 왔다. 시간이 흐름에 따라 자연스럽게 찾아오는 노화현상은 비록 불가항력적인 것이긴 하지만 어느 정도 늦출 수가 있는 것은 인간의 노력으로 능히 가능한 일이다.

한의학에서 그 방법의 하나로 제시하고 있는 것이 이른바 약재를 이용한 목욕법이다. 적절한 약재 목욕을 통하여 노화를 어느 정도 완화시키고 아름다움을 가꿀 수가 있다는 것이다. 이를 일러 약욕이라 한다.

이러한 약욕을 미용에 응용한 역사는 오래 전으로 거슬러 올라간다. 한의학 최초의 약물학 전문서적인 <신농본초경(神農本草經)>에는 얼굴을 자양하고 미용효과가 있는 약재가 많이 수록돼 있다.

현존하는 한의서에 의하면 약욕을 미용 건강의 수단으로 활용한 것은 고서에 많이 나타나 있다.

7. 약욕 미용의 원리

약욕의 미용 원리와 약욕의 치료 작용은 그 이치가 기본적으로 같다. 다만 구별되는 것은 목적이 다르다는 것뿐이다.

다시 말해 약욕 미용은 주로 정기(正氣)를 다지고 자양하여 사(邪)의 침입을 막는데 있고 약욕 치료는 그 핵심이 질병 치료에 있어 이 두 가지 중 한 가지는 예방이고 다른 한 가지는 치료라 볼 수 있다.

일반적으로 건강한 미용의 목적을 실현하기 위해서는 약욕이 기혈을 소통시키는 데에 있다. 그리고 기혈이 원활하게 유통이 되도록 하는 것이 바로 보(補)이다. 따라서 보란 정기를 보하고 돕는 것이라 할 수 있다.

기혈이 조화를 이루면 아무런 병도 생기지 않지만 일단 노여움과 우울이 뭉쳐져 있게 되면 온갖 병이 생기게 된다. 그러므로 사람의 육신에 깃든 온갖 병은 대부분 울(鬱)에서 생기게 된다.

약욕은 이러한 기혈을 소통시키는 기능이 있어 그 역할이 뛰어난 미용작용을 발휘한다.

현대 의학적인 연구에 의하면 얼굴 피부가 노화되는 주요 원인은 얼굴세포의 각질층 단백질에 수분이 결핍되면서 피부를 각질화 시키고, 탈피(脫皮)와 주름살을 발생시키게 되는데 이때 약욕을 행하면 일정한 상태에서 얼굴세포의 수분 결핍상태를 막아주어 피부의 노화를 방지하게 된다.

또 약재의 미용액 속에는 항염살균과 항병독(抗炳毒)의 성분이 들어있기 때문에 피부병의 발생도 예방할 수가 있다. 특히 기미에 효과가 좋다.

기미는 미용에 영향을 미치는 중요한 원인이다. 그 발병 원인은 다양하지만 최종적으로 종합해보면 얼굴에 멜라닌 색소가 많아지고 침착이 됨으로써 형성된다. 멜라닌 색소가 형성되는 과정 중 티로신(Tyrosine)이 중요한 작용을 하고 있다.

한약재 중 당귀와 실경, 친궁 등에서 추출한 물질이 이러한 티로신의 활성화에 대하여 비교적 강한 억제작용이 있는 것으로 밝혀졌다.

제 6 장 식품영양과 미용

1. 영양과 미용

(1) 단백질과 미용

우리의 인체 속에서 단백질의 섭취량이 부족하면 얼굴색이 빛을 잃게 되고 윤기 또한 없어진다. 주름살이 많아지고 노화가 빨리 찾아오게 된다.

따라서 매일 충분한 양의 단백질을 섭취하여 신체의 신진대사 기능을 정상적으로 유지시켜야 한다.

단백질의 함량이 풍부한 식품으로는 계란 종류, 육류, 우유, 누에번데기, 새우, 콩 등을 들 수 있다. 이밖에도 콩나물이나 감자, 편두(扁豆) 등에도 상당한 양의 단백질이 함유돼 있다.

(2) 지방 식품과 미용

사람의 생명활동은 반드시 충분한 에너지를 전제로 한다. 에너지는 탄수화물과 단백질, 지방의 산화대사에서 얻어지게 된다. 특히 지방은 신체의 발육에 있어서 필수적인 영양물질이다. 뇌세포를 구성하는 중요한 물질이기 때문이다.

따라서 지방의 섭취량이 부족하게 되면 건강에 상당한 영향을 미치게 된다. 특히 아름다움을 유지할 수 없다.

(3) 철분과 미용

사람의 인체에 철분이 부족하면 얼굴색이 창백하고 피부가 까칠하며 머리카락이 쉽게 빠지고 부러지며 손톱의 변형도 나타난다.

철분의 결핍 현상은 젊은 여성에게서 많이 나타난다. 왜냐하면 그들은 한창 성장발육 시기에 있으면서 또 월경에 의해 철분의 필요량이 많아지기 때문이다. 전문가의 연구에 의하면 정상적인 월경 기간의 피의 손실은 25~60㎖정도인데 평균 40㎖의 혈액 속에 20㎖의 철분이 함유돼 있는 것으로 밝혀졌다.

일반적인 음식만 섭취해서는 대다수가 뚜렷한 철분 결핍 현상을 나타내게 된다. 심지어 철분 결핍성 빈혈이 나타나기도 한다.

이러한 철분을 풍부하게 함유하고 있는 식품은 검은 목이버섯, 미역, 참깨, 돼지 간, 소와 양의 콩팥, 대두, 검은 콩, 해파리, 두부, 미나리, 수박씨, 찹쌀, 갓 등이다.

(4) 식물성 기름과 미용

피부 미용을 위해서는 평소 동물성 지방 대신 식물성 기름을 즐겨 먹는 것이 좋다. 식물성 기름을 즐겨 먹으면 얼굴에서 광채가 나게 된다.

그중에서도 리놀산이 가장 피부를 아름답게 한다. 리놀산에 함유돼 있는 비타민 E는 노화를 완화하고 피부를 윤택하게 하는 기능을 가지고 있다. 이러한 리놀산은 각종 식물성 기름에 풍부하게 함유돼 있는데 그 종류를 소개하면 다음과 같다.

홍화씨 기름에는 72%나 되는 많은 양의 리놀산이 들어있고 해바라기씨 기름에 57%, 콩기름에 54%의 리놀산이 함유돼 있다. 이외에도 참기름, 낙화생기름, 면실유 등에 리놀산이 많이 함유돼 있다.

(5) 비타민과 미용

비타민(Vitamin)의 'Vita'가 가리키는 원뜻은 생명이다. 이러한 비타민은 동물과 식물에 의해 만들어진다.

그런데 애석하게도 사람의 체내에서는 비타민이 만들어지지 않는다. 그래서 사람들은 날마다 섭취하는 음식을 통해 인체에 필요한 비타민을 섭취한다. 이렇게 해서 사람의 생명은 유지된다.

그런데 만약 비타민이 결핍되면 신체의 상태와 기능이 비정상적이 되고 심지어 각종 질병을 유발시킨다.

피부를 튼튼하고 아름답게 하려면 비타민이 많은 음식물을 섭취하여야 하며 이와 함께 지방과 탄수화물이 많은 음식을 절제하고 담배와 자극성이 심한 음식물을 삼가야 한다.

① 지용성 비타민

㉠ 비타민 A : 세포의 분열과 성장에 관여하고 피부 보호와 망막성분과 연관이 깊은 비타민이다. 주로 성장하고 있는 식물 속에 있는데 동물이 그 음식을 섭취하면 곧 동

물의 지방 속에 축적되고 베타카로틴에 의해 생성된다. 피부를 윤택하게 하고 튼튼하게 하며 피부가 트거나 거칠어지는 것을 막는다.

㉡ 비타민 D : 골격의 신진대사 작용과 연관이 깊다. 그 중에서도 비타민 D_2 ,D_3 이 가장 중요하다. 이 성분은 햇볕을 쪼일 때 피부에서 합성이 된다. 피부의 저항력을 높인다.

㉢ 비타민 E : 항산화물질과 세포내막 구조를 유지시키는 것과 연관이 깊다. 비타민 E는 또한 토코페롤이라고도 부른다. 환원력으로 활성산소를 제거하여 신체의 활력과 정력을 강화시킨다. 피부색이 어두워지는 것을 예방하고 노인반이 생기지 않게 하며 노화를 방지한다. 피부뿐만 아니라 근육과 점막에 대한 보호 효과도 나타나며 살결을 부드럽게 한다.

㉣ 비타민 K : 혈액 응고를 촉진하고 칼슘과 단백질의 결합을 이루게 하는 작용과 연관이 깊다.

② 수용성 비타민

㉠ 비타민 B군 : 예전에는 비타민이 한 종류뿐이라고

알려졌었는데 근래에 이르러 이는 각기 다른 비타민이 한데 복합되어 있다는 사실을 알게 되면서 군이라고 부르게 된 것이다.

한 걸음 더 나아가서 비타민 B군은 비타민 B_1 과 비타민 B_2 의 복합체, 즉 비타민 B_2 에서 비타민 B 까지로 나누고 있다.

ㄴ 비타민 B_1 : 탄수화물의 산화 분해에 관여한다.

ㄷ 비타민 B_2 : 산화 분해와 관련이 있는 영양소다.

ㄹ 니아신(Niacin) : 옥수수 반점 피부병으로 번역되는 니아신은 니코틴산이라고도 하는데 이것은 학명이다.

ㅁ 엽산(葉酸) : 유산균의 증식을 촉진시키는 것과 관련이 깊은 영양소로 비타민 M이라고도 한다.

ㅂ 비타민 H : 지방산의 대사 작용과 관련이 깊으며 이산화탄소를 활성화시키는 작용을 한다.

ㅅ 비타민 B : 아미노산의 활성화와 연관이 깊고 미생물의 성장인자이다. 주로 곡물의 눈이나 효모균, 동물의 간 등에 풍부하게 함유돼 있다.

ㅇ 비타민 B : 항악성 빈혈인자, 미생물의 성장인자, 지방산의 대사와 연관이 깊으며 코발트를 함유하고 있는 비타민이다.

㉧ 비타민 C : 환원작용, 항산화작용, 콜라겐의 합성과 관련이 깊다. 비타민 C는 또한 항괴혈산(抗壞血酸: ascorbic acid)이라고도 부른다.

(6) 맛과 미용

모든 식품에는 나름대로의 맛이 있다. 주로 신맛과 단맛, 짠맛, 매운 맛, 쓴맛으로 나누는데 이를 일러 오미(五味)라고 한다.

이렇듯 식품 하나하나가 지닌 독특한 맛은 피부 미용에도 중요한 영향을 미친다.

시큼한 맛을 지닌 식품은 주로 피로 해소와 피부 미용에 많은 도움을 준다. 인체 속에 유산이 많아지면 근육에 시큰한 통증이 있고 피로를 느끼게 된다. 그런데 이때 시큼한 맛을 가진 식품을 복용하면 체내의 유산 생성을 억제하고 피로를 해소시키며 피부를 부드럽고 탄력 있게 하는 작용을 한다. 또 주름살의 생성을 막아주고 기미나 검버섯, 주근깨의 개선에도 큰 효과가 있다.

(7) 식품과 미용

짠 음식을 과다하게 섭취하면 혈액이 걸쭉해지고 얼굴에 광택이 없어지게 된다.

한편 매운 음식을 많이 섭취했을 때는 근육에 경련이 일어나고 손톱이 마른다. 또 쓴맛 음식을 과다 섭취하면 피부가 거칠어지고 탈모현상이 일어나게 된다. 특히 단맛 음식을 과다 섭취하면 골격이 아프고 머리가 빠진다.

녹색식품은 간장을 보호하고 기미 등이 생기지 않게 한다. 붉은 색 식품은 심장을 보호하며 혈액순환을 원활하게 하여 얼굴에 혈색이 돌게 하고 윤기가 있게 하며 탄력이 생기게 함으로써 주름살을 예방하고 제거한다.

또 황색식품은 비장을 보호하여 주근깨나 기미, 주름살을 없애준다. 흰색식품은 신장을 보호하고 피부를 윤택하게 하며 부드럽게 하면서 주름살을 없애준다.

한편 검은색 식품은 신장을 보호하고 얼굴의 주름살이나 검버섯, 기미를 제거하며 피부에 탄력과 윤기를 더해준다.

(8) 피부와 자연식품

피부의 특성에 따른 식품 활용법을 소개하면 다음과 같다.

㉠ 건성피부일 경우 : 피부를 자양하고 윤택하게 하는 식품을 선택해서 먹어야 한다. 즉 당근이나 돼지고기, 돼지족, 참깨, 그리고 기타 교질(膠質)을 풍부하게 지니고 있는 식품을 주로 먹도록 한다.

㉡ 지성피부일 경우 : 단백질을 많이 함유하고 있는 식품을 많이 먹는 것이 좋다. 즉 황두나 누에콩, 잉어, 새우, 닭고기, 오이, 가지, 밤 등이 좋다. 그런 반면 단 음식이나 유지방이 높은

식품은 적게 먹는 것이 좋다. 육류와 버터 등이 그런 식품이다.

ⓒ 중성피부일 경우 : 수분을 많이 함유한 식품을 적절히, 그리고 다량 섭취하는 것이 좋다. 즉 우유나 과일 등이다. 반면 소금을 너무 많이 섭취해서는 안 된다.

ⓔ 피부가 쉽게 붉어지는 경우 : 마늘이나 부추, 술 등은 삼가거나 적게 먹는 것이 좋다.

ⓜ 멜라닌 색소가 쉽게 침착되는 경우 : 비타민 A와 비타민 C를 풍부하게 함유하고 있는 식품을 많이 먹는 것이 좋다. 즉 당근이나 사과, 감귤, 그리고 각종 채소나 비타민 등이다.

2. 미용 식품

(1) 앵두

앵두를 즐겨 먹으면 피부가 매끈해지고 윤기가 나며 아름다워지게 된다. 앵두는 모든 허증을 치료하고 원기를 크게 보하며 피부를 자양하고 살결을 곱게 한다.

앵두에는 철분 함량이 비교적 많아 100g당 5.9mg이 함유돼 있고 비타민 A의 함량 또한 사과나 귤, 포도보다 4~5배 정도 더 많이 들어있는 것으로 밝혀졌다.

이밖에도 칼슘이나 인, 비타민 B, C도 비교적 풍부하게 함유돼 있는 것으로 나타났다.

따라서 평소 앵두를 즐겨 먹으면 피부가 윤택해지고 윤기가 나게 된다. 특히 기미나 검버섯, 주름살 등에는 앵두의 씨를 발라내고 찧어서 그 즙을 걸러낸 다음 얼굴에 바르면 놀라운 미백효과를 얻을 수 있다.

(2) 목이버섯

목이버섯은 훌륭한 영양식품 중 한 가지이다. 여기에 함유돼 있는 성분은 매우 풍부하다. 그런 탓에 한의학에서는 목이버섯의 약용 가치를 매우 중요시한다.

목이버섯은 폐, 비장, 위, 신장, 대장 등에 들어가 작용을 한다. 주로 폐열(肺熱)에 의한 마른기침을 다스리고 피가 섞인 만성화 된 기침증상도 개선시킨다. 또 혈관 경화를 예방하고 비위허약(脾胃虛弱)을 치료할 뿐만 아니라 최근에 와서는 암세포의 성장을 억제하는 인자도 가지고 있는 것으로 밝혀졌다.

목이버섯의 교질(膠質)성분은 얼굴을 곱고 희게 하며 살갗에 탄력을 증강시켜 주름살을 예방하고 없애주는 효과가 있다.

(3) 밤 속껍질

밤은 과육이 달고 맛이 좋을 뿐만 아니라 신장을 보하고 미용에 뛰어난 작용을 한다. 그중에서도 밤의 속껍질은 피부에 놀라운 미백효과가 있는 미용식품이다.

밤의 속껍질은 활혈(活血)하고 양혈(養血)하므로 피부를 윤택하게 하고 주름살을 펴주는 작용이 있다.

(4) 사과

사과는 맛이 좋은 과일일 뿐만 아니라 천연의 미용제이기도 하다. 사과를 미용에 응용할 때 먹는 것과 얼굴에 바르는 방법 등 두 가지로 나눌 수 있다.

한의학에서는 사람의 얼굴색에 윤택함이 없고 이상한 것은 신체 내이 기혈과 음양이 그 조화를 상실하여 빗어진 것으로 보고 있다. 예를 들어 심기(心氣)가 부족하면 안색이 창백하고 광채와 윤기가 없어신다.

이럴 때 사과는 심장을 보하고 기를 도우며 안색을 좋게 한다. 그것은 사과에 비교적 많이 함유돼 있는 마그네슘 함량 때문이다. 마그네슘은 사람의 피부를 불그스레 혈색이 돌게 하고 광택이 나게 하는 작용을 한다.

그뿐만이 아니다. 사과에는 비타민 C가 대량으로 함유돼 있다. 비타민 C는 인체 내에서 멜라닌의 형성을 익제하고 멜라닌 색소가 인체 내에 서서히 침전되는 것을 막아주는 역할을 한다. 이로 인해 사과를 많이 먹으면 이미 기미가 생긴 경우도 서서히 없어시게 된다.

(5) 계란 지골피 찌개

지골피(地骨皮)는 바로 구기자나무의 뿌리껍질이다. 지골피의 약효와 자양작용은 구기자와 같다.

지골피에는 호르몬 분비를 강화시키는 작용이 있는 것으로 나타났다. 또 간장과 신장을 자양하고 보하며 정력을 돋우고 눈을 밝게 하는 효능도 있다. 특히 열을 내리고 피를 식히며 허열(虛熱)을 해소시키는 작용이 강하다.

(6) 무즙

무에 함유돼 있는 비타민 C의 함량은 사과의 10배에 이른다. 무에는 또 칼슘, 인, 칼륨, 철분, 그리고 조섬유, 목질성분, 산화효소 등 다양한 성분이 함유돼 있다. 이러한 특성으로 인해 무는 중기(中氣)의 흐름을 원활히 하고 음식을 소화시키는 소통작용도 뛰어나다. 따라서 무는 얼굴색이 검거나 검버섯, 기미 등이 생기고 또 피부가 거칠어지는 증상을 개선시킨다.

(7) 식초

미용작용에 쓰이는 식초는 순곡으로 양조한 것이라야 한다. 일반적으로 옥수수 등 각종 잡곡, 과일, 술 등으로 빚은 식초가 미용작용이 뛰어나다.

(8) 참깨

참깨의 약효는 매우 다양하다. 참깨는 중초(中焦)의 손상을 치료하고 오장육부를 보하며 기력을 돕는다. 또한 근육을 자라게 하고 뇌수를 보충한다. 이러한 약효는 현대 약리학 연구에서도 증명되고 있다. 참깨에는 단백질, 지방, 칼슘, 인, 철분,

비타민A, D, E와 불포화지방산 등이 풍부하게 함유돼 있는 것으로 밝혀졌기 때문이다. 특히 철분의 함량은 모든 식품 가운데에서도 탁월한 것으로 드러났다.

(9) 계피가루

계피는 예로부터 널리 활용돼 온 식품이자 양념이다. 특히 고기를 먹을 때 양념으로 쓰면 그 효과가 독특하다.

이러한 계피는 중초를 덥게 하고 한기를 몰아내는 약효를 지닌 한약재이기도 하다.

계피는 온갖 병을 고치고 정신을 자양하며 얼굴색을 곱게 한다. 계피를 오래 복용하면 몸이 가벼워지고 노화를 방지하며 얼굴에 광채가 나게 하고 어린아이처럼 고와지며 탄력이 있게 된다.

현대 약리학 연구에서 밝혀진 바에 의하면 계피에는 휘발유, 유기신이 함유돼 있어 양기를 보하고 한기를 흩트리며 통증을 멎게 하는 작용이 있는 것으로 드러났다. 또 혈맥을 소통시키는 효능 또한 뛰어난 약재로 밝혀졌다.

(10) 요구르트

요구르트는 우유가 유산균에 의해 발효되면서 만들어진 것으로 영양가는 우유보다 높다. 요구르트는 저당에 고단위의 비타민 A, C와 E 등이 함유돼 있기 때문이다. 특히 요구르트의 단백질은 이미 미세한 응결체로 결합되어 있어 위장에서의 흡수율이 높은 편이다. 그 뿐만이 아니다. 풍부한 칼슘의 흡수율도 우유보다 훨씬 높다.

따라서 요구르트를 장기간 복용하면 뼈와 신체를 건강하게 하고 그 유효성분이 피부미용에도 좋은 영향을 미친다. 무엇보다 피부 세포 속의 멜라닌 색소 형성을 저하시켜 피부를 곱고 희게 하며 탄력이 있게 하여 주름살의 발생을 막아주는 역할을 한다.

(11) 토마토

토마토에는 영양이 풍부하기 때문에 황금색 사과라고도 한다. 토마토에는 의학적인 효능이 있을 뿐만 아니라 피부를 깨끗하게 하는 뛰어난 미용 기능을 가지고 있다.

현대 약리학적인 연구 결과에 의하면 토마토에는 혈압을 내리게 하는 작용이 있는 것으로 밝혀지기도 했다. 그래서 고혈압이나 관상동맥경화증을 앓고 있는 환자에게 좋은 식품으로 각광을 받고 있다.

(12) 늙은 호박

늙은 호박은 부종을 해소하고 수(水)를 배출시키는 효능이 뛰어난 식품이며 훌륭한 미용제이다. 호박 속으로 얼굴을 씻으면 검버섯이나 기미, 주근깨가 없어지고 피부를 희고 탄력있게 한다.

늙은 호박이 피부의 풍(風)과 검버섯을 제거하고 살결을 윤택하게 한다. 호박씨가 살결을 곱게 하고 얼굴을 아름답게 한다. 늙은 호박의 미용 효과는 옛 문헌 곳곳에 언급돼 있다.

(13) 고막조개

고막은 맛이 달고 성질은 평(平)하며 독이 없다. 고막살에는 단백질, 지방, 당원(糖原), 니코틴산, 비타민 A, B_1, B_2 등이 함유돼 있다. 특히 그 껍질에는 탄산칼슘이 들어있다.

효능은 위장과 비장을 튼튼하게 하고 소화 작용을 하며 체중을 내리는 효능이 있다. 또 피부를 곱게 하고 윤택하게 하는 미용작용도 발휘한다.

(14) 완두와 검은 콩

완두콩은 단백질, 지방, 당류, 칼슘, 인, 철분 등이 풍부하게 함유돼 있어 예로부터 사람들이 즐겨 먹었던 콩의 한 종류이다. 완두의 부드러운 싹인 잎은 반찬으로 먹을 수가 있으며 냄새와 맛이 향긋하다.

검은콩은 신장에서 그 작용을 발휘하므로 수(水)를 다스리고 헛배가 부른 것을 해소한다. 기를 내리고 풍열을 제압하면서 활혈과 해독작용을 한다.

이밖에도 수많은 의서에서 검은콩의 효능에 대해 소개하고 있다. 이들 의서들을 종합해보면 검은콩은 영양이 풍부하여 단백질과 지방, 당, 칼슘, 인, 철분, 카로틴, 니코틴산, 레시틴 등이 풍부하게 함유돼 있다는 것이다. 이들 성분들의 작용으로 검은

콩은 사람의 건강에 중요한 역할을 할 수 있다.

피부 미용에는 단백질이 중요하다. 피부에 단백질이 부족하면 물질 대사가 낮아지고 노화된 세포가 계속 겉면에 붙어 있게 되므로 피부의 탄력과 윤기를 잃게 된다.

콩은 질이 좋은 단백질의 공급원이다. 콩 100g 속에는 비타민 E가 200㎎ 정도 함유되어 있다. 그러므로 중년기부터 콩을 많이 먹는 것이 좋다. 콩은 두부, 콩우유, 발효콩 등 여러 가지 형태로 매일 먹으면 좋다.

(15) 당근

당근은 피부를 윤택하게 하는 효과가 뛰어나기 때문에 미용의 채소라 할 수 있다. 이러한 당근의 미용법은 당근을 강판에 갈아서 팩을 하거나 당근즙 마사지를 해주면 된다. 특히 당근 미용법은 잔주름이나 기미를 없애주는 효과가 뛰어나다.

(16) 아스파라거스

아스파라거스는 요드의 함량이 풍부하여 노쇠를 완화하고 심혈관 질병을 예방하고 치료하는 효능이 있다.

(17) 고구마

점단백질과 카로틴, 그리고 비타민 A, B_1, C, E, 식물섬유가 대량으로 함유돼 있다. 이러한 고구마의 유효성분은 콜레스테롤을 저하시키고 피하지방을 감소시키는 효능이 있다.

(18) 송이버섯

영양이 풍부하고 단백질과 비타민 군이 풍부하게 함유돼 있다. 특히 지방 함유량이 낮으며 콜레스테롤이 없어 노쇠를 예방하고 주름살의 형성을 완화시키는 효능이 있다.

(19) 오디

오디는 뽕나무의 열매로서 맛은 달고 성질은 냉하다. 주로 간장과 신장을 유익하게 하고 보하는 효능이 있다. 특히 음(陰)을 자양하면서 양혈(養血)을 한다.

이러한 오디에는 비타민 B_1, B_2가 풍부하게 함유돼 있고 카로틴 등 여러 종류의 유효성분이 함유돼 있기도 하다. 특히 기미나 주름살을 완화하고 개선한다.

(20) 오매

오매의 유효성분은 노쇠를 완화하고 생기를 불어넣는다. 따라서 오매를 복용하면 전신의 조직세포가 젊어지고 피부 또한 불그스레 윤기가 난다.

(21) 잣, 호두

잣과 호두는 모두 얼굴색을 좋게 하고 피부를 윤택하게 한다. 이는 잣과 호두에 불포화지방산이 대량으로 함유돼 있기 때문이다. 이로 인해 피부를 곱게 하고 탄력이 넘치게 하는데 가장 좋은 식품이다. 특히 이 두 식품은 머리카락을 검게 하고 윤기가 흐르게 하는 효능도 있다.

또한 주름살과 기미, 주근깨를 없애주며 신장이 허약하고 허리와 다리가 무기력한 증상도 개선시킨다. 신기(腎氣)가 부족하여 숨이 가쁜 증상에도 효과가 있다.

(22) 청미래 덩굴

당뇨병, 요독, 요도염, 방광염, 류머티즘에도 효과가 있다. 또한 거친 피부에 좋다.

(23) 머루 잎

머루는 날 것이든 말린 것이든 모두가 강장, 강정의 열매로서 알려져 있다.

(24) 금잔화

악성의 종기나 부스럼에 잘 듣는 약초로, 잎을 불에 구워 붙이기만 하면 되는 식으로 간단하게 이용할 수 있다.

(25) 쌀겨

그릇에 쌀겨를 넣고 그 속에서 손을 비벼댄다. 이것을 매일 하다 보면 어느새 손의 거칠었던 피부가 부드러워질 것이다.

3. 미용효과가 뛰어난 식품

화장품을 만들 수 있는 재료는 많다. 그러나 그 핵심은 피부와 얼굴을 아름답게 하면서도 건강을 유지시킬 수가 있는 것이어야 좋은 화장품의 요건을 갖춘 것이라 할 수 있다.

그럼 비교적 영양이 풍부한 먹는 화장품을 소개하겠다.

(1) 가지

가지의 자주색 껍질 속에는 비타민 P가 함유돼 있다. 이는 혈관을 강화시키고 고혈압을 치료하는 효능이 있다. 그 뿐만이 아니다. 모세혈관을 강화시켜 혈관에 미세한 균열이 발생하지 않도록 함으로써 뇌일혈을 예방할 수가 있다.

또한, 가지에는 비타민 A, B_1 B_2 C 그리고 칼슘, 단백질이 풍부하게 함유돼 있기도 하다.

(2) 감자

감자의 전분은 양질의 전분으로 풍부한 단백질과 비타민B_1 B_2 C, 철분, 칼슘이 함유돼 있어 훌륭한 영양식품이면서 훌륭한 미용 건강식품이기도 하다. 감자를 즐겨 먹으면 피부가 부드러워지고 탄력이 있을 뿐만 아니라 노화를 완화하고 주름살의 생성도 방지한다.

또한 감자는 화상을 입었을 때 화독을 빼는데 한 몫을 한다.

햇볕에 심하게 그을렸을 때도 감자를 갈아서 붙이면 물집이 생기지 않는다.

(3) 고추

고추는 모든 채소 가운데 영양이 가장 많은 채소로서 카로틴의 양은 당근의 2배이다. 이밖에도 풍부한 비타민 A, B_1 B_2 C, 칼륨, 칼슘, 인, 철분이 함유돼 있다.

고추를 즐겨 먹으면 모발이나 피부, 손톱 등에 윤기가 나게 하고 피부의 탄력을 증강시키며 매끄럽게 한다. 특히 고혈압과 당뇨병 환자에게 가장 좋은 식품이고 동시에 성욕을 증진시키는 효능도 있다.

(4) 굴

굴은 영양이 풍부하여 날 것으로 먹든지, 익혀서 먹든지 모두 훌륭한 식품이다.

이러한 굴에는 칼슘 등 여러 가지 광물질이 풍부하게 함유돼 있고, 특히 아연의 함유량이 가장 높은 식품이다. 아연은 남성의 정력과 성기능을 강화하고 회복시키는 데에 유효한 효과를 지닌 물질이다. 그래서 한의학에서는 이를 이용하여 양기를 돋우고 어지럼증과 식은땀이 나는 증상을 다스리며 여성의 대하증 치료에 응용하기도 한다.

굴은 또한 멜라닌 색소의 침착을 방지하므로 주근깨나 기미, 노인성 반점, 검버섯 등의 발생을 예방하는 효과가 있다.

(5) 마늘

마늘은 세균성 이질이나 아메바성 이질에 효과가 있고 폐결핵이나 적충, 구충 등을 퇴치할 수도 있다.

마늘은 예로부터 강장제로 널리 애용돼 왔고 향신료로서도 널리 활용돼 왔다. 마늘의 냄새는 휘발성질을 가진 원소로서 항균작용이 있다.

마늘은 예로부터 비타민 B_1 의 흡수를 촉진시키는 작용이 있고 무좀을 예방하며 정신을 맑게 하는 효과가 있다. 또한 혈액순환을 개선시키며 신경통을 다스린다. 동상이나 화상 등을 치료하기도 한다. 특히 마늘은 피부 미용에도 탁월한 효과가 있다.

마늘을 굽거나 익혀서 많이 먹으면 피부가 고와지고 탄력이 생기며 주름살의 생성을 예방하여 젊음을 간직하게 해주는 식품으로 알려졌다.

(6) 매실

매실은 인체 내에서 산과 알칼리의 균형을 조절할 수가 있다. 또한 물과 음식, 혈액의 독성을 예방하는 효능도 있다.

이러한 매실에는 레몬산, 구연산, 사과산, 피크리산 등이 함유돼 있어 인체 속에 들어오면 알칼리성으로 변하게 된다. 이중 피크리산은 간장기능을 강화시키는 효능이 있어 술잔에 매실을 띄워서 먹는 풍습이 있기도 하다.

평소 매실을 한 개씩 매일 먹으면 얼굴에 난 기미나 검버섯의 생성을 예방하고 제거하는데 큰 효과가 있다.

이외에도 매실은 혈액순환을 촉진시키므로 피로를 해소하고 냉한 체질을 개선한다. 또 얼굴색을 곱게 하고 윤기가 나게 하며 탄력성이 있게 한다.

(7) 멸치

멸치의 종류는 상당히 많다. 모두 건강에 유익하면서도 값이 싼 생선이다. 마른 멸치에는 단백질과 광물질이 풍부하게 함유돼 있어 중년 여성에게서 다발하는 골다공증을 예방할 수 있다. 특히 멸치는 피부 미용에도 훌륭한 효과가 있는 식품이다.

(8) 미역, 다시마

미역과 다시마는 둘 다 해조류로서 피부 미용에 있어서 뛰어난 효과를 지닌 식품으로 알려져 있다. 그중에서도 노화를 방지하는 효능이 탁월하다. 해조류에 풍부하게 함유돼 있는 비타민 A와 광물질은 인체의 균형을 유지시키고 피부 미용에 중요한 역할을 담당한다. 특히 철분과 칼슘이 부족하거나 결핍된 사람은 반드시 미역과 다시마를 많이 먹어주는 것이 좋다.

그래서 피부 미인을 꿈꾸는 여성들에게도 미역과 다시마는 최고의 식품으로 꼽힌다. 피부를 곱게 해주고 탄력이 넘치게 하며 아름다운 모습을 유지시켜 준다.

특히 해조류에는 육지의 식물에는 함유돼 있지 않은 성분인 요오드가 함유되어 있어 갑상선 예방에 특효식품이다.

(9) 배추

채소에는 일반적으로 모두 비타민 C를 풍부하게 함유하고 있다. 그 뿐만이 아니다. 비타민 A와 비타민 B 등 다양한 영양소가 들어있다. 이중에서 비타민 C는 삶거나 볶을 때 파괴되지만 비타민 A와 B는 그렇지 않다.

이러한 배추는 건강에 유익한 작용을 하는 채소 중 하나다.

(10) 부추

부추의 잎과 꽃은 채소로 쓰이고 씨앗은 약용으로 많이 응용되고 있다. 그 약효는 주로 허리와 무릎의 시큰한 통증을 다스리고 유뇨(遺尿)와 대하증을 치료한다.

부추는 특히 정력을 증강시키는 효능이 강하다. 옛말에 승려들에게 마늘과 파, 부추를 먹지 못하게 한 것은 이들 채소를 먹으면 정력이 왕성하여 잡념에 들게 하므로 수행에 영향을 미치기 때문이다.

부추의 약효는 다양하다. 세균의 번식을 억제하며 위와 장의 점막기능을 활성화시키기도 한다. 특히 간장 기능을 강화시키므로 기미를 예방한다. 또한 피부에 탄력이 생기게 하기도 한다.

이외에도 평소 피로하거나 설사 기운이 있을 때는 부추를 먹으면 개선이 되기도 한다. 피부 미용에도 뛰어난 약효를 발휘한다.

(11) 산약

산약은 그 뿌리를 주로 먹으며 약재로도 많이 사용된다. 산약에는 당질과 단백질, 칼슘, 비타민 C 등이 풍부하게 함유돼 있다.

이러한 산약은 찌개나 반찬으로도 먹을 수 있고 그 즙을 짜서 마셔도 된다. 또 가루나 떡 등을 만들어서 먹을 수도 있다.

특히 산약의 중요한 효능 중 한 가지는 피부를 아름답게 자양하는 효능이 있어 여성의 아름다움을 가꿔주는 식품으로 인기가 높다.

(12) 시금치

시금치에는 인체 내에서 비타민 A로 전화되는 카로틴이 풍부하게 함유돼 있다. 또한 비타민 B군과 비타민 C, 그리고 철분도 풍부하게 함유하고 있어 신체 전반의 기능을 증강시키는 효능이 있다.

(13) 양배추

양배추에는 비타민 A가 풍부하게 함유돼 있어 위궤양을 예방, 치료하는 효능이 뛰어난 채소이다.

특히 양배추는 위장약의 재료로도 쓰이고 있어 평소 양배추를 즐겨 먹으면 위장을 튼튼하게 하고 피부 미용에 좋은 영향을 미친다.

(14) 양파

양파는 어떻게 먹어도 상관이 없으나 날 것으로 먹는 게 가장 좋다. 천연의 알칼리성 식품이고 비타민 B와 C가 풍부하게 함유돼 있다. 또 장을 다스리고 폐를 강화시키며 피로를 해소한다. 특히 정신을 안정시키는 효능이 뛰어나다.

다치거나 화상을 입었을 때 양파 즙을 바르거나 양파를 얇게 썰어서 상처에 붙여두어도 효과가 나타난다.

특히 양파에는 피부를 윤택하게 하고 탄력이 있게 하며 주름살을 예방하는 효과가 있다. 또 주근깨, 기미, 검버섯을 없애주는 효과 또한 뛰어나 평소 피부 미용을 위해 양파를 즐겨 먹으면 분명 효과가 있다.

(15) 연근

연근은 식용과 약용으로 두루 쓰인다. 예로부터 연근은 정력을 증강시키고 강한 지혈작용이 있어 위와 장출혈, 잇몸 출혈, 코피 등 여러 가지 출형증상에 효과가 뛰어난 것으로 밝혀져 있다.

연근을 즙 낸 뒤 토마토즙 또는 무즙에 섞어서 마시면 미용에 탁월한 효과가 있다. 기미나 주근깨, 검버섯 등을 예방, 치료하는 효능이 있기 때문이다. 특히 주름살의 예방에도 상당한 효과를 발휘하는 것으로 알려져 있다.

(16) 율무

율무는 약재이면서도 식품이다. 율무를 주원료로 하면 많은 약선 식품을 만들어낼 수가 있기 때문이다. 약선 이란 한약재와 일반 음식의 합리적인 배합을 통해 음식으로 만들어 먹는 것을 말한다.

율무를 이용한 율무 약선은 마치 미용사처럼 얼굴을 아름답게 하고 또 아름다움에 영향을 주는 각종 질환을 제거시켜 준다. 특히 율무는 성질이 약간 냉하면서도 위장을 해치지 않고 비장의 기능 또한 유익하게 한다. 율무에는 포화지방산을 제거하고 불포화 지방산의 기능을 활성화시켜 피를 맑게 하면서 순환을 도와주는 효능이 있는 것으로 드러났다.

이러한 성질이 피부 미용에 놀라운 효과를 발휘하게 하여 이른바 율무는 피부미용 약재라 할 수 있다.

(17) 은행나무 잎

은행나무의 부드러운 잎에는 여러 종류의 후라보노나 징코 성분이 함유돼 있다. 따라서 머리를 맑고 총명하게 하여 노인성 치매를 예방한다. 또 말초 혈관을 확장하여 혈류의 흐름을 원활히 함으로써 피부를 자양하는 효과가 뛰어나다. 이로 말미암아 노화를 완화하고 주름살의 생성을 막아준다. 또 피부에 건강한 혈색이 돌게 하고 탄력을 증강시키는 작용을 발휘한다.

(18) 콩나물

콩에서 싹이 돋아나고 뿌리가 자라나올 때는 효소나 비타민이 생겨나면서 원래의 콩에는 없던 영양성분이 만들어지게 된다. 따라서 콩나물을 먹는 것은 콩의 원래 영양뿐만 아니라 콩의 성장능력까지 먹게 되는 이치와 같다.

콩나물에는 비타민 A, B군, C, 칼슘, 철분, 섬유질, 단백질 등 다양한 영양성분이 함유돼 있다. 이들 성분들은 곧 간장기능을 강화하고 피로를 해소한다. 또 정장(整腸)과 항산화의 효능이 있기도 하다. 이로 인하여 평소 콩나물을 많이 먹으면 피부 노화를 예방하고 신체의 노화 또한 방지하게 된다. 또 동맥경화를 예방하며 항임능력까지도 있게 된다. 여드름이나 주근깨, 검버섯 등의 생성 또한 예방하는데 공헌하는 식품이다.

(19) 토란

토란의 전분은 양질의 전분으로 풍부한 과울질과 각종 비타민이 다양하게 함유돼 있다.

이러한 토란에는 섬유질이 많기 때문에 정장작용(整腸作用)과 지사작용(止瀉作用)이 있다. 또 토란에는 훌륭한 미용작용이 있어 피부를 곱고 희게 하며 탄력이 생기게 한다.

(20) 톳나물

톳은 바다에서 나는 해조류로 반찬으로 해먹기도 하고 약용으로도 쓰인다. 톳은 해조류 가운데 철분을 가장 많이 함유하고 있어 영양가치가 높은 식품으로 평가받고 있다. 톳의 미용

가치는 미역이나 다시마와 비슷하다. 특히 피부 노화로 인해 빚어진 주름살의 예방에 톳은 특별한 효과가 있다.

(21) 파

파에는 비타민 A가 풍부하게 함유돼 있다. 또한 파의 푸른 잎에는 훌륭한 미용 효과가 있다. 이외에도 비타민 B_1 B_2 C, 니코틴산과 각종 광물질인 칼슘이나 나트륨, 철분이 함유되어 있다.

파에는 일종의 휘발성 유화물인 프로필렌이 함유돼 있어 비타민 B_1 과 합성이 되면 비타민 B_1 의 작용을 상승시키는 효과가 있다. 또한 무좀을 치료하고 정신을 진작시키며 정력의 원천이 된다.

특히 생선과 육류에는 비타민 B_1이 함유돼 있기 때문에 이들 요리에는 반드시 파나 양파, 마늘을 넣어 요리해야 만이 생선과 육류 속의 비타민 B_1을 충분하게 섭취하고 이용될 수가 있다.

파의 유화물질은 정장작용과 기생충을 박멸하는 효능이 있다. 그러나 삶거나 볶으면 약효가 크게 감소하므로 파는 날것으로 먹는 것이 가장 좋다.

특히 파에는 보혈작용이 있어 얼굴에 건강한 혈색이 돌게 하고 피부에 탄력을 증강시키며 주름살을 예방하는 훌륭한 미용 효과가 있는 것으로 밝혀졌다.

(22) 포도

포도에 함유돼 있는 당분은 인체가 직접적으로 흡수할 수가 있는 일종의 단당(單當)이다. 특히 포도에는 보혈과 혈액순환을 촉진하는 작용이 있어 피부를 윤택하게 하고 모발을 아름답게 하는 등의 효능을 발휘한다.

대표적인 질병으로는 신경성 소화불량증이나 식욕부진, 헛배가 부른 증상을 다스린다. 또 위장운동을 촉진하고 위산과다나 치질, 알콜 중독, 그리고 습관성 변비에도 효과가 있다. 특히 기미나 주근깨를 없애주며 주름살을 예방하기도 하여 피부 미용에 좋다. 당뇨병 환자의 영양 식품 중 하나로 인기가 높다.

(23) 표고버섯

표고버섯은 부패된 물질을 해가 없는 물질로 전환시키는 능력이 있다. 또 인체의 건강을 유익하게 하는 성분이 풍부하게 함유돼 있고 항암작용도 있는 것으로 밝혀졌다.

신선한 표고버섯은 건조시키면 비타빈 D의 힘량을 높이게 되며 기타의 영양성분도 따라서 증가하게 된다.

이러한 표고버섯은 특히 미역과 함께 끓이면 맛의 상승효과가 있고 또 미용에도 뛰어난 약효를 발휘한다.

(24) 현미

우리나라의 경우 대부분의 사람들은 백미를 주로 먹는다. 그러나 백미는 쌀의 표피를 감싸고 있는 미강(米糠)을 벗겨버려 쌀눈을 제거한 쌀이다. 그런데 공교롭게도 쌀의 영양은 바로 미강과 눈에 집중돼 있으므로 백미는 그만큼 영양이 반감된 쌀이라 할 수 있다.

쌀의 미강과 쌀눈을 제거하지 않은 현미는 영양이 가장 풍부한 쌀로 인정을 받고 있다.

그러나 한 가지 결점은 있다. 현미는 풍부한 영양을 가지고 있는 반면 밥맛이 없고 먹기가 좋지 않다는 점이다. 그러나 건강을 위해서, 그리고 피부 미용을 위해서는 현미를 먹는 것이 가장 좋다.

(25) 후추

후추는 양성식품(陽性食品)이기 때문에 음성식품(陰性食品)과 조화를 이루도록 배합해서 써야 한다. 예를 들어 음성식품인 가지나 패류(貝類), 육류 등의 음식에는 후추를 첨가해서 먹는 것이 좋다.

특히 후추는 혈액순환을 촉진시키는 효능이 있어 피부에 혈색이 돌게 하고 윤기가 나게 하며 탄력을 증강시키는 효능이 있다.

4. 차와 미용

(1) 감잎차

감잎에는 풍부한 비타민 C와 마그네슘, 칼륨, 칼슘 등 다양한 광물질이 함유돼 있다. 따라서 감잎차를 꾸준히 마시면 긴장기능을 활성화시키고 동맥경화를 예방하며 미용에 훌륭한 효과가 있다.

감잎차는 감나무 잎을 재료로 하여 만든 것이다. 감잎은 감과 마찬가지로 풍부한 비타민 C가 함유돼 있어 암을 예방하고 감기를 예방, 치료하며 면역기능을 강화한다. 지혈작용이 있으며 혈액 속의 콜레스테롤 수치를 떨어뜨리고 상처를 아물게 하는 효능이 있으며 항과민작용을 발휘하기도 한다. 특히 감잎차는 피부 미용에 좋은 효과가 있어 얼굴에 난 여드름이나 주근깨, 검버섯 등에 대한 뚜렷한 개선 효과가 있다.

사람이 하루에 필요한 비타민 C의 양은 500㎎ 이상이다. 감잎에 들어있는 비타민 C의 양은 레몬 과즙의 15배나 돼 감잎차를 끓는 물에 우려 마시면 비타민 C를 대량으로 섭취할 수가 있게 된다.

(2) 산사 벌꿀차

산사는 비타민 C가 풍부하기로 유명하다. 산사 과육 100g에는 비타민 C가 89㎎이나 함유돼 있어 대추와 다래에 이어 3위를 차지한다. 사과보다 17배나 높고 카로틴의 함량도 상당히 많이 함유돼 있는 편이다.

사람의 인체면에서 본다면 위장기능이 양호하면 기혈이 왕성하게 되고 기혈이 왕성하게 되면 얼굴에 혈색이 돌고 주름살이 감소되면서 아름다워지게 된다. 이것이 바로 산사의 작용이기도 하다. 이러한 산사 즙에 피부를 윤택하게 하는 벌꿀을 배합하면 훌륭한 미용 음료가 된다.

(3) 당근차

당근의 잎과 줄기에는 칼슘의 함량이 매우 풍부하다. 또한 비타민 A가 들어있고 비타민 C, 마그네슘, 식이섬유 등 다양한 광물질이 함유돼 있다. 그런 반면 카페인은 들어있기 않다. 당근 잎은 또 대장 속의 유산균을 증가시키므로 변비 치료에 뛰어난 효과가 있다.

특히 모든 녹황색 채소 중에서 당근의 카로틴 함량이 가장 높다. 카로틴은 인체 내에서 비타민 A로 전환이 되는데 당근 100g당 7300㎎의 카로틴이 함유돼 있어 시금치에 들어있는 카로틴 함량의 2배에 달한다. 당근은 그야말로 비타민 A의 보고라 할 수 있다.

이러한 비타민 A는 피부와 점막을 보호하고 시력을 강화시키는 효능이 있다. 비타민 A가 또 항산화작용과 면역기능을 높이며 뛰어난 항암작용이 있는 것으로 밝혀지기도 했다.

평소 우리가 즐겨 먹는 것은 뿌리 부분인데 사실 그 잎에는 더욱 많은 카로틴과 비타민 C, 단백질, 칼슘과 식이섬유가 함유돼 있다. 따라서 이를 건조시켜 차로 만들어 마시면 훌륭한 미용 건강차가 된다.

거친 피부를 개선하고 머리카락을 검게 하며 식이섬유질이 변비를 깨끗이 해소하므로 당근잎차는 피부 미용에 탁월한 효과를 지닌 건강차라 할 수 있다.

(4) 녹차

녹차 속의 엽록소에는 혈액 속이 콜레스테롤 수치를 내리게 하는 작용이 있는 것으로 밝혀져 있다. 특히 혈액의 재생과 순환을 촉진시키는 능력이 있으며 악성빈혈을 예방하는 데에도 좋은 작용을 하는 것으로 드러나 있다.

따라서 날마다 녹차를 2~3컵 정도 마시면 피부가 고와지고 탄력이 생기며 매끈하면서 한결 젊어지게 될 것이다.

지금까지 알려진 녹차의 작용을 요약해 보자.

① 몸매가 날씬해진다. 지방의 분해 촉진 때문이다.
② 피부 미인이 된다. 피부노화를 예방하는 효과가 있다.
③ 피로감은 혈액 중에 축적된 젖산 때문인데 녹차는 젖산의 생성을 방지한다.
④ 녹차의 카테킨 성분이 암세포의 주변을 둘러싸 활성을 억제하여 암을 예방한다.
⑤ 살균작용을 하기 때문에 식중독 예방에 공헌한다.
⑥ 고혈압, 당뇨병에도 효능이 있다.
⑦ 입 냄새를 제거하여 건강한 치아를 만든다.
⑧ 알콜 분해를 촉진하고 니코틴 중독을 막아 준다.
⑨ 중금속, 다이옥신의 흡수를 막아주고 체외로 배출시킨다.
⑩ 탱탱하고 탄력 있는 피부를 만든다. 비타민 A의 작용.

⑪ 젊고 싱싱한 피부를 유지시킨다. 비타민 C의 함량이 감귤의 4~7배.

⑫ 부드럽고 촉촉한 아기 피부로 되돌린다.

(5) 선인죽

선인죽은 바로 하수오죽으로 피부 미용과 머리카락을 검게 하는 옛 시대 양생서(養生書)에서 나온 처방이다.

하수오, 쌀죽은 자양하는데 있어 좋은 처방이다. 간장과 신장을 보하고 기혈을 북돋으며 근육과 뼈를 튼튼하게 한다. 또 머리카락을 검게 하고 얼굴색을 젊게 한다. 피부에 탄력과 윤택함을 더해주고 주름살을 예방하고 없애준다. 특히 중, 노년기에 적합한 음식으로 중, 노년기의 여성미용에 훌륭한 효과가 있다.

(6) 채소·과일즙

건강과 미용은 사실 결코 떨어질 수 없는 불가분의 관계를 맺고 있다. 왜냐하면 아름다움의 전제 조건이 바로 건강이기 때문이다.

만약 영양 섭취가 균형을 이루고 수면이 충분하면 정신이 유쾌해지고 눈에 정기가 서려 있으며 피부가 매끈하면서 자연히 아름다워지게 된다.

따라서 아름다움을 간직하고 유지하려면 반드시 일상적인 식생활에서 적절한 조절을 해주어야 한다. 특히 채식과 육식을 적절히 조화시켜야 한다. 만약 생선, 육류, 계란 등을 즐겨 먹고 많이 먹으면 산성식품의 과잉을 초래하여 영양의 불균형 상태를 초래하게 된다.

이럴 때 과즙이나 채소 즙을 즐겨 마시면 혈액을 건강한 약알칼리로 변화시켜 준다. 이와 더불어 비타민과 광물질을 보충하여 인체에 필요한 필수 영양분을 공급해주면 건강과 미용의 효과를 거두게 된다.

대표적인 채소·과일즙은 다음과 같다. 토마토 피망즙, 당근 계란즙, 포도즙, 귤즙, 사과즙, 딸기즙, 오이즙 등을 들 수 있다.

제7장 피부미용을 위한 수술방법과 피부 관리

최근 우리 한국인에게도 피부미용에 대한 관심이 높아지면서 나름대로 선택한 최선의 방법으로, 늘어만 가는 주름살과 노화되어 가는 자신의 모습을 최소화하여 보려고 많은 노력을 들여 노화방지에 열심을 하고 있는 모습을 볼 수 있다.

노화의 시작은 사람에 따라 약간은 다르나 대개 24세 이후부터 시작되어 30세쯤에 접어들면서 노화의 속도가 빠르게 진행되기 시작하는데, 이때 노화의 대표적인 현상인 주름살과 몸의 불균형한 변화를 쉽게 느낄 수 있고, 몸의 여러 부위에서 노화의 진행이 두드러지게 나타나게 된다.

특히 너무 어린 나이에 임신을 경험한 여성이나, 성경험을 시작한 여성일 경우, 그렇지 않은 여성에 비해 노화의 진행은 더욱 가속도가 붙는다고 할 수 있는데, 어쨌든 노화의 진행을 중지시킬 수는 없는 것이고, 노화를 늦추기 위한 노력만은 할 수 있는 것이다.

안타까운 것은 아무리 노력을 하여도 무심한 세월은 막을 수가 없는 것이고 그러다 보니 노화 현상을 방지하는데 좋다는 것들을 모두 시도하여 보고, 성형수술까지도 결심하여 고통을 무릅쓰고 몇 차례씩 수술도 하여 보아도 역시 시간이 지나고 나면 세월 가는 것에는 그 어떠한 것도 다 소용이 없다는 것을 현실로 느끼게 되어, 하늘에 이치를 순종할 수밖에 없으나, 조금이라도 노화되어 가는 피부를 지연 혹은 재생시키는데 도움이 될 수 있었으면 하는 마음에서, 여기 몇 가지 피부재생 및 수술 후 관리방법, 수술선택에 따른 안정성과 부작용, 위험성 그리고 수술에 대한 베네핏 등에 대한 길잡이가 되고자 한다. 먼저 노화되어 가는 피부의 재생과 관리를 위한 대표적인 피부외과적 수술방법을 크게 다섯 가지로 나눌 수 있다.

1. 외과적 수술 방법(Surgical Treatment)

외과의 발달이란 어떤 면에서는 외과적 방법을 사용하지 않고 치료할 수 있는 길을 여는 것이라고도 볼 수 있다. 최근 의학저널에 의하면, 몸에 칼을 대지 않고 최소한의 작업 혹은 유전자 치료방법 등으로써 목적하는 바를 달성할 수 있는 시대가 서의 코앞에 다가오고 있다고 하는 소식은 치료를 받는 환자나 의사 모두에게 매우 반가운 일이 아닐 수 없다.

그러면 우선, 첫 번째로 소개할 것은 수술적인 방법으로 대표적인 성형 외과적 방법인데, 성형 외과적 관심은 대개 눈을 조금 크게 보이게 하는 눈 쌍꺼풀 수술이나 낮은 코를 세우거나 너무 높은 코를 낮혀 주는 코성형, 유방확대 혹은 축소수술, 얼굴 전체를 당겨서 늘어진 얼굴피부에 남는 스킨은 잘라내어 얼굴을 팽팽하게 만드는 안면거상술, 배나 옆구리 등 몸의 일부분에 쌓인 지방들을 제거하는 복부 및 비만성형술 등이 대표적인 미용관리의 목적으로 시행되는 수술들인데, 환자들의 기대와는 달리 부작용과 수술후유증이 많다는 것과 수술 후 개선된 모습의 기쁨도 얼마 지나지 않아 다시 수술이 요구되는 피부의 노화현성을 실감하며 허무감을 느낄 수도 있다는 것을 참작하여야 할 것이다.

반복되는 성형수술에 의해 피부조직 자체의 탄력성을 잃은 많은 Hollywood의 유명 배우나 연예계인들의 화장을 하지 않은 모습은 마치 종이를 꾸겨 부쳐 놓은 것 같은 흉한 모습들인데, 나이가 들면 들수록 더 흉하여지는 것을 고쳐 보려고 또 수술하게 되고 하는 악순환 끝에 자기의 원래 모습은 완전히 사라지고 이상한 모습을 남겨지는 것을 우리는 여러 미디어를 통해 보는 것과 같이 지나친 기대는 오히려 정신적으로도 좋지 않다는 것을 말해두고 싶다.

수술하기 전 환자는 반드시 왜 그 수술을 꼭 하여야 하는가를 먼저 생각할 필요가 있다는 것은 두말할 나위도 없는 것이고, 타인의 수술결과나 의견은 대개 과장되기가 일수인 만큼 본인의 판단이 무엇보다도 중요하다는 것이다.

일반 의사들과는 달리 성형외과 의사인 경우, 환자의 입장보다는 자신들의 수입관계에 더 비중을 들어 수술을 적극 권장하는 편이기 때문에, 다시 강조하지만 수술의 선택에 있어서 타인들의 과장된 의견이나 수술결과 혹은 의사의 의견에 너무 의지할 것이 아니다 본인의 냉정한 판단으로 결정하는 것이 절대적으로 필요한 부분이다.

2. 레이저 박피술(Laser Peel)

레이저 박피술은 무엇인가? 쉽게 말하면, 레이저를 이용한 피부 외과적 박피수술인데, 그것은 다시 피부의 색소성병변, 혈관성병변, 미용성형용 박피 등을 위한 레이저수술 치료 방법으로 나누어진다.

몸에 문신(Tattoo)이나 잘못된 영구눈썹 등을 지울 수 있고, 흔히 딸기코라고 하는 코끝 부분에 발생하는 병변과 얼굴 피부면 에 발생하는 청색 혹은 붉은 색의 실핏줄 같은 표재성 혈관 확장증 등을 치료할 수 있는, 694nm 파장의 루비(Ruby) 레이저와 755nm파장의 알렉산드라이트(Alexandrite)라는 것이 있는데, 이런 기종의 레이저는 멜라닌의 흡수력이 좋아 멜라닌 색소가 적은 백인에서는 3~4mm깊이까지 침투하여 표재성 색소병변 뿐만 아니라, 더 깊은 진피의 병변에도 치료 효과를 내기 때문에 문신을 없애는데도 많이 사용되는데, 문신의 색소에 따라 치료효과의 약간의 차이는 있어 청색과 녹색, 갈색으로 된 문신은 몇 차례의 치료로 완전히 없앨 수 있으나, 황색 문신은 조금 치료 효과가 떨어지고 적색에는 전혀 효과가 없는 문제점도 있다.

또한 피부 1mm이내의 문신의 색소나 피부표면에 나타나 있는 모세혈관성 병변 치료에 색소레이저(FLPPE, PLDL)라는 것을 사용할 수도 있는데, 이것과 유사한 파장 1,064nm, 조직침투 4~6mm의 엔디-야그(Nd;YAG)라는 레이저도 루비와 함께 문신을 없앨 때 함께 사용하기도 한다.

엔디-야그는 침투력이 깊고 멜라닌이나 혈색소, 수분 등에 흡수력이 적어 표재성혈관 확장증등 치료에는 반흔을 형성할 수 있기 때문에 적합하지 않으나, 돌출된 혈관종이나 얼굴이 포도색에 물든 것 같은 결정성 모세혈관기형(Nodular Portwine Stain), 혹은 혈관성 종양, 구강내 종양 등을 치료할 때는 지혈과 응고가 강력하기 때문에 유용하게 사용하고 있다.

이 외에도 많은 치료용 레이저 기종들이 있으나, 얼굴의 주름살을 제거하고 노화된 안면 피부를 재생시켜줄 수 있는 얼굴 박피용 레이저로서 대표적으로 사용되고 있는 것은 이산화탄소 레이저와 얼빈-야그(Er;YAG) 레이저가 있는데, 이산화탄소 레이저는 10,600㎚의 적외선 영역의 레이저로서 조직의 침투 깊이는 0.1㎜로서 주로 외과 수술용으로 사용하여 왔으나, 최근 이를 피부 외과용으로 개발하여 안면 피부박피용으로 사용하고 있다.

단지 피부를 벗기는 역할뿐만 아니라 진피 내에 콜라젠을 수축시켜 새로운 콜라젠 형성을 유도하기 때문에 여드름 자국이나 천연두, 주근깨 등의 치료에 사용하고 있는데, 단점으로는 레이저 박피수술 후 홍반이나 세균감염 등의 합병증 등의 관리가 쉽지 않고, 특히 동양인에게 고질적으로 발생하는 색소침착(Pigmentation)의 처리가 문제로 남아 있는데, 물론 이를 방지하기 위한 수술 전과 후에 처방하는 특수 포뮬라가 있으나 이것도 완벽하다고 볼 수는 없다.

또한 레이저 박피 수술 후 발생할 수 있는 여러 가지 문제점을 최소한 하기 위하여 환자의 생활 활동에 제한이 있고, 완전 회복까지는 수개월에서 더 많은 시간이 소요되는 불편함이 있다.

이산화탄소 레이저가 얕은 주름 치료에 사용하는데 비해, 주름에 대한 효과는 약하나 표재성 박피는 비교적 안전성이 있는 파장 2,094 의 얼빈-야그(Er;YAG) 레이저로 이산화탄소 레이저에 비해 박피 깊이와 열 손상 깊이가 매우 얕으며, 열손상이 적기 때문에 안전하고 홍반이 오래가지 않는 장점이 있다. 소위 '피부를 한 겹 깍는다.'라는 개념이 바로 이 기종의 레이저로 수술하는 것을 말하며, 얕은 주름, 피부재생, 여드름자국, 햇볕에 상한 피부, 각화증 등의 치료에 주로 사용한다.

앞에서 설명한 바와 같이 역시 수술 후 발생하는 부작용으로 색소 침착이 오는 것이 문제로 남아 있고, 전체 얼굴을 수술하였을 경구 이산화탄소 레이저 수술과 마찬가지로 회복에 오랜 시간이 필요한 것이 단점이다.

이밖에도 몸에 털을 제거하는 제모용 혹은 대머리 치료목적의 모발이식용 레이저도 있다.

물론 레이저 수술 전 처치와 수술 후 박피된 부위 관리는 병원과 가정에서 의사의 시시에 따르면 되고, 수술시 마취는 색소 레이저인 경우는 마취가 거의 필요 없고, 소아환자에서는 불안감을 없애기 위하여 진정제를 소량 경구 투여하여 진정효과를 얻도록 하며 이산화탄소나 얼빈 레이저에 의한 수술시 케이스에 따라 전신마취를 하는 경우도 있고, 가볍게는 표피에 크림으로 된 마취약을 바르거나 국소마취와 함께 혈관을 통한 정맥주사로 보조 진정제를 사용한다.

모든 수술이 그렇듯이 수술에는 항상 위험이 따르게 마련인데, 의사와 충분히 상담 후 결정을 하되 비현실적인 기대감을 갖지 않는 것이 좋다. 이미 학회에서도 레이저에 대한 부정적인 발표가 매 학회 때마다 쏟아져 나오고 있고, 그간의 임상경험으로 보아도 레이저 박피수술에 대한 결과가 그다지 기대치에 미치지 못한다는 것도 배제할 수 없는 현실이다.

레이저수술을 받을 수 없는 금기사항이 있다. 장기간 비타민 A를 복용하거나 크림제를 장기간 사용하여 온 사람(3개월에서 6개월간 금지후 수술 가능), 화상으로 인한 반흔이 넓게 자리 잡은 사람, 햇빛이나 탈피제 혹은 미백제에 너무 민감하거나 진피성 기미 환자(효과가 떨어짐), 현재 피부암이나 알 수 없는 피부질환을 갖고 있는 자, 안면피부 조건이 지나치게 예민한 자, 그리고 약물중독증 환자(완전 완치우 수술 가능) 등이다.

3. 화학적 박피술(Chemical Peel)

화학적 박피술은 20세기에 들어와서 본격적으로 사용되기 시작하였는데, 이미 기원전에 이집트에서 성분미상의 약품을 얼굴에 발라 화상을 입혀 미용의 목적으로 사용하였다는 기록이 화학적 박피술의 효시가 아닌가 싶다.

화학적 박피술은 글자 그대로 화학약품을 사용한 박피술인데, 불과 얼마 전까지만 하여도 유색인종에게는 부작용이 심하여 사용할 수 없었다가 80년대부터 TCA를 이용한 박피술이 재등장하고, 화학적 박피술의 약점과 문제점들이 보완되어 가다 90년대에 들어서면서 한때 좋은 반응을 보였으나, 다시 최근에는 화학약품에 대한 위험성과 심한 부작용에 의한 사고로 다시 쇠퇴의 길을 가고 있다.

박피용 화학약품으로는 대표적으로 페-놀(Phenol)과 TCA를 사용하는데, 모두가 독성이 강해 중화제를 섞어 사용을 한다. 그러면 먼저 페-놀을 이용한 박피술과 위험성, 그리고 주의사항을 알아보자.

페-놀은 독성이 강해 만약 소량을 경구 투여하였을 경우 구토와 호흡곤란, 간질발작 등의 증상과 함께 수분내 사망케 하는 독극물이다. 박피를 할 때는 중화제를 섞어 농도를 약하게 하여 박피하고자 하는 안면부를 너무 빨리 바르거나 한꺼번에 넓게 바르지 않는다. 그러면 자칫 심장에 부정맥을 초래할 수 있다.

페-놀 박피술에 안전한 시간대는 이마와 뺨 부위는 10~15분, 입술주위의 피부는 10분 내, 그리고 눈가나 턱은 각각 3분 이내로 하게 되는데, 마마자국이나 깊은 자국은 별도로 면봉에 페-놀을 묻혀 좀더 깊은 박피술을 유도하게 하고, 수술 후에는 마스크를 씌우거나 개방성 창상 처치를 하고, 다른 이상이 없으면 24~48시간 내에 제거후 아이오내딋 다이몰이나 비스머스제로 얼굴에 진물 흐르는 것을 막아주어 얼굴이 건조한 상태로 유지되게 하여 딱지가 자연스럽게 형성되도록 유도하는데, 이때 입이나 눈 주위는 자극을 피하기 위하여 일반 화상 처치제재인 SSD를 사용하고, 일주일후 쯤 진콕사이드를 두껍게 붙인 후 그 위에 솜을 붙여 24시간 경과후 솜이 떨어질 때 자연스럽게 딱지가 떨어지도록 유도하게 된다. 대개 2주 정도면 딱지가 모두 제거되는데, 제거된 부위가 빨갛고 피멍이 드는 경우 젤쉬트나 더모베이트 등으로 후처치를 하면 된다.

박피술 후 예상되는 변화로는 4~5일 정도 부기가 있고 딱지가 형성되며, 얼굴당김과 가려움증, 작열감, 그리고 진물이 발생한다. 합병증으로는 심한 홍반과 색소침착, 그리고 피부의 거칠어짐, 비후성반흔, 켈로이드 등이 있으며, 간호 심각한 영구적 변색이 발생하거나 눈 주위의 노화현상인 주름살 제거술을 시행할 때 권고된 안전한 깊이 보다 깊은 박피술을 하였을 경우, 안검외반증이 생길 수 있다.

박피술용 화학제재의 중화제로서는 대개 글라이세린이나 프로필린 글라이콜을 첨가하는데, 첨가량에 대한 정확한 기준을 정하는 것은 경험이 많은 전문가라도 쉽지 않은 일이다.

페-놀과 더불어 많이 사용하고 있는 박피술용 화학제인 TCA는 페-놀에 비해 비교적 안전성이 있으나 이것도 중화제를 첨가하여 사용하여야 하는데, 이를 이용하여 박피술을 할 경우 얼굴에 백색 프로스트가 앉는 것을 보아가면서 어느 정도 깊이를 조절할 수 있는 장점이 있어 페-놀보다는 안전하다고 볼 수 있으나, 그래도 박피의 깊이에 조심하여 사용하여야 한다.

TCA는 단백질 응고에 그 기전이 있으므로 체내에 흡수되어 신체적인 독성이라든가 알레르기를 일으키지 않고 피부에만 국한되는 장점이 있다. 얇은 박피술은 30%이하의 TCA가 사용되며 중간이나 깊은 박피술은 대개 50% 이하의 TC가 사용되고 있다. TCA를 바르고 프로스트가 완전히 소실된 후 항생제 연고를 얇게 도포하여 주고, 시술 후에는 물을 가볍게 끼얹는 정도로 하루 두 번 정도 세수를 하되, 심하게 비비는 것을 삼가야 하고 이때 비누를 사용하여도 좋다.

세수와 세수 사이에 진물이 흐르면 붕산수나 하이진 등의 약한 소독액으로 닦아주고, 얼굴이 심하게 당기거나 조일 경우 생리식염수를 적신 거즈를 가볍게 대주어 부드럽게 하여 주며, 가운 부위는 과산화수소를 면봉 끝에 묻혀 발라줌으로써 긁는 것을 방지하도록 하고, 일주일에 두세 번 정도 소량의 스테로이드를 투여하면 상처의 변화를 기다리는 것보다는 초기에 제압하는 효과가 있다. 이때 실리콘 시트를 중간 중간 사용하여 상처부위를 눌러주는 것도 좋다.

부작용과 합병증은 위에서 설명한 페-놀과 같다. 화학제품을 사용한 박피술은 사실상 위험부담이 많은 것이 사실이다. 시술하는 의사나 환자 모두가 신중하게 다루어야 할 수술방법이다.

4. 기계적 박피술(Dermabrasion)

이것은 피부에 인위적으로 기계적인 손상을 가함으로써 물리적인 자극을 주어 피부의 일부를 제거하면서, 피부의 재생을 유도하여 상처의 흉터, 색소침착, 천연두나 심한 여드름의 반흔 또는 노화된 피부를 개선시켜 주는 방법으로서 이용되고 있다.

피부 부속기관이 잘 발달되어 있는 안면부에서 효과가 뚜렷하나 눈 주위나 턱선, 목, 상부가슴 등의 부위는 피부기관이 잘 발달되어 있는 않은 부분이나 피부재생에 문제가 발생할 수 있어 상당한 주의가 요구되기도 한다.

대개 부분 마취로 수술을 시행하나 수술시 출혈이 동반되고, 수술 후 홍반현상과 동양인에게는 탈색이나 착색이 되는 경우가 종종 있다.

5. 미세입자 박피술(Microdermabrasion)

최근에 가장 다방면에서 인기를 누리는 안면피부질환 치료 및 피부재생 시술방법인데, 알루미늄 옥사이드 크리스탈이라는 미세한 입자로 되어 있는 재료를 매개로 사용, 특수하게 시설된 장치에 의하여 피부의 표피부분을 박피하여 조직을 자극, 새로운 피부세포의 발생을 유도하고, 피부의 콜라젠층인 그랜즈존으로부터 새로운 콜라젠을 형성케 하여 노화되어 가는 피부를 재생시켜주는 효과가 있다.

특히 햇볕에 의하여 손상된 피부나 천연두 혹은 여드름자국에 의한 반흔, 커져가는 땀구멍, 수술 후 혹은 가벼운 상처로 발생한 반흔, 노인성 반점이나 엷은 주름살, 각화증, 모반증, 표재성기미, 고르지 못한 피부, 레이저나 화학박피술 등에 의한 색소침착, 주근깨, 그리고 완벽하게 제거할 수는 없으나 해산 후 오랜 시간이 지나면서 허벅지나 배주위에 발생되는 살이 튼자국(스트래치 마크), 또는 제왕절개수술이나 유방수술 등으로 발생된 단단한 수술 자국 등에도 많이 경감시켜주는 효과가 있고, 이외에도 많은 비용 피부질환에 좋은 효과가 있다.

경비 부담이 많고 회복기간이 길며 많은 행동의 제제를 받는 레이저 수술이나 위험부담이 높은 화학약품을 사용하는 캐미칼 박피술에 비해 무엇보다도 우선 안전성이 높고, 효과도 어느 면에서는 레이저 수술보다 현저하게 좋은 효과를 볼 수 있다는 장점이 있어 많은 의사들이 부담 없이 많이 사용하고 있다.

대개 캐미칼 박피술이나 레이저 박피술은 한두 번 수술로 결과를 기대하는 것에 비해, 미세입자 박피술은 일주일에 한번씩 주기적으로 10여 차례 이상을 시술하는데 화학약품을 사용한 박피술이나 레이저수술 후에는 엄두도 낼 수 없는 스킨케어를 매 시술전, 후에 할 수 있다는 이점이 있어 피부 관리 면에서도 많은 각광을 받고 있다.

각 개인의 피부 조건에 따라 약간의 파이는 있으나, 보통 10회 정도 시술 후에는 다른 어떤 피부박피술에 비하여 전체적으로 월등히 발전된 모습을 기대할 수 있는데, 보통 세 번 이상 시술 후에는 자신의 피부가 변화되어 가는 모습을 경험할 수 있게 된다.

미세입자 박피술은 특별한 마취는 필요하지 않고 시술후 약간의 후끈거림과 홍반이 생길 수 있으나, 짧게는 30분에서 한두 시간 후 사라지나 예민한 피부에서는 다음날까지도 갈 수 있는데 대개는 염려할 사항이 아니며, 시술후 바로 메이크-업을 할 수 있어 누구도 시술 받은 것을 알아차리기 어려워, 직장인들은 점심시간을 이용하여 시술을 받을 수 있을 편리함 때문에 요즘 미국을 비롯한 선진국 여성들에게 미세입자 박피술이 많은 인기를 얻고 있는 것도 바로 이런 편리함 때문이 아닌가 생각한다.

그래서 미국 여성들 사이에서는 '점심시간 프로시주어', 혹은 '데이트 나가기 바로 전 테라피'라고 별칭을 하고 있는 것으로 보아 상당한 인기가 있는 것이 사실이다.

그러나 이 시술방법도 다른 수술과 마찬가지로 표피에 외부 부분을 박피한 것이기 때문에, 수술 후 케어(관리)가 중요한데, 외출 시 혹은 집안이나 사무실내라 하더라도 반드시 썬블럭 크림을 먼저 발라주고 메이커-업을 하거나, 가능한 직접적인 햇볕을 피하는 것을 권하며, 많은 양의 드링크(과일쥬스 혹은 물)와 비타민 C의 복용, 그리고 건조되지 않게 충분한 모이스

처 크림을 발라주어야 하는데, 특히 시술후 다음날이 중요하다.

일반적인 외출은 철저한 예방 아래 가능하나 오랜 시간이 소요되는 골프나 야유회 등의 야외활동은 프로그램 동안만은 삼가는 것이 바람직하다. 대체로 부작용은 없으나 시술후 아주 드물게 약한 색소침착이나 홍반이 발생하는 경우가 있는데, 얼마가지 않아 서서히 없어진다.

미세입자 박피술을 할 수 없는 사람이 있다. 피부이상변색(dyschromodermia)이라는 피부질환을 가지고 있거나 현재 여드름이 활발히 신행되고 있는 사람, 과민성 혹은 홍반성 습진, 허피스가 진행상태에 있는 자(바이러스 질환), 햇볕에 심하게 태운 환자, 지나치게 예민한 피부 조건을 가진 자, 피부염이나 피부암 환자, 의심 가는 피부질환 환자, 모세혈관이 표피(안면부)로 두드러지게 나타나는 자, 그리고 최근까지 레티노이드(아큐텐 등)를 사용하고 있는 자는 중지한 후 적어도 3-5개월 후에, 캐미칼 박피술이나 레이저 박피술을 받은 자는 수술 후 회복기간이 늦는 관계로 적어도 8개월 정도 후이어야 이 시술을 받을 수 있다.

많은 경우, 캐미칼 박피술이나 레이저 박피술 후 만족하지 않은 환자들이 안전하고 편리한 미세입자 박피술을 원하거나, 캐미칼이나 레이저수술 부작용에 의한 손상이나 수술 후 관리 부주의로 피부가 상했을 때 등, 장기적인 스킨재생 관리 차원에서 미세입자 박피술과 동시에 스킨케어를 동반하는 피부재생 방법을 선택하는데 권장할만한 선택이라 할 수 있다.

그런 이유로, 최근에는 피부과나 미용성형 계통의 병원에서도 스킨케어 전문인을 고용하여 수술 후 피부 관리에 많은 신경을 쓰고 있는 것을 볼 때, 어떠한 종류의 피부미용 수술이건 수술 후 적절한 스킨케어를 하여 주는 것이 피부조직이 재생되는 과정에서 얼마나 중요한 도움을 주는 것인가에는 전혀 믿어 의심치 아니하는 바이다.

미세입자 박피용 장비는 원래 의료용으로 개발되어 병원에서만 취급되었다가 얼마 전 FDA에서 안정성을 인정받은 후, 비의료인인 스킨케어 전문인 라이센스를 소지한 자도 사용할 수 있게 되어 환자들에게 더욱 편안하고 광범위한 선택을 할 수 있게 되었다.

미세입자 박피술이 인기를 얻자 많은 박피용 장비들이 선을 보여 사용을 하여 왔는데, 박피용 장비들의 문제점들이 지적되면서 요즘 박피술 장비의 올바른 선택이 갑자기 중요한 이슈로 등장하기 시작한 것은, 그간 사용되었던 많은 장비들에서 적지 않은 문제들이 발생되었고, 장비의 문제점으로 시술자의 사용상의 불편과 환자와 시술자 간의 시비 등 적지 않은 경제적인 손실이 많아 장비선택의 중요성이 한층 강조되고 있는 실정이다.

필자의 경우도 일부 세일즈맨들의 말만 믿고 구입한 명 종류의 장비들이 모두 기능상의 문제로 사용하지 않거나, 아예 버리게 된 장비도 있어 재정적 손실뿐만 아니라, 시술도중 발생하는 장비의 기능상의 문제로 곤란을 많이 겪은 경험이 있다.

최근 북가주 실리콘밸리에 자리한 하이텍 컴퓨터 반도체 회사에서, 그 동안에 발생된 많은 문제점들을 모두 해소한, 완전 전산화 되어 개발된 새로운 제품이 소개되어 필자를 비롯하여 주위의 많은 의사들이 구입하여 만족하고 있는데, 이미 미국 내의 유명 피부미용 계통의 병원과 유명 스-파나 스킨케어 전문 살롱 등에서 이 회사 장비가 인기를 얻고 있다고 한다.

가격은 다른 제품에 비해 조금 비싸나 몇 달 혹은 1년도 채 못가서 문제가 발생하거니 못쓰게 되어 다시 구입하여야 하는 재정적인 손실에 비하면 시술자나 환자들 모두에게 편리함을 주고, 특히 환자로부터 믿음과 신뢰성을 얻어 입에서 입으로 환자를 소개도 받을 수 있고, 비즈니스 면에서도 많은 이득을 얻을 수 있는 만큼 올바른 장비의 선택이 얼마나 중요한 것인가를 생각하게 된다.

끝으로 애주가나 흡연자들께는 조금 안된 이야기지만, 이 분들은 미세입자 박피술을 하더라고 조금은 나아지겠으나 불행히도 좋은 결과는 기대할 수 없다는 것을 알려 드리고 싶다.

제 8 장 성형수술과 레이저

1. 미용성형수술

양의에서 말하는 성형수술은 엄격히 말하자면 일반적인 성형수술과 미용을 목적으로 하는 성형수술로 나눌 수 있다. 화상으로 인한 흉터제거, 언챙이 수술, 육손이 수술, 절단된 손의 접합수술, 상악과 하악이 잘 맞지 않아 하는 수술 등은 일반 성형수술에 속하고, 정상 기능과 정상 구조를 갖추었으나 미용을 목적으로 하는 수술, 즉 더욱 아름다워지고 싶다던가 노화현상으로 오는 변화에 대응하여 젊음을 되찾고 싶어서 하는 수술 등은 미용성형수술이라 한다.

미용성형 환자들은 기능적으로 문제가 있는 사람은 아니고 단지 좀더 젊어 보이고 싶고, 아름다워지고 싶은 사람들이다.

근래 서양의 경우 미용성형외과를 찾는 사람들이 주로 요구하는 수술은 젊은이들이 하는 눈 쌍꺼풀수술, 코 높이는 수술은 거의 없고 중년 이상의 나이든 사람들이 젊어 보이고 싶어서 하는 늘어진 눈꺼풀, 얼굴주름, 늘어지고 처지는 배나 유방, 지방제거 수술들이 주류를 이룬다.

2. 미용성형수술 부위

미용수술의 궁극적인 목적은 수술을 통하여 바라는 모양에

보다 가까워짐으로써 만족을 얻어 자신감을 얻고 즐거운 생활을 영위하게 하는데 있다. 따라서 미용수술은 보다 도전적이고 창조적인 의학예술이라 하겠다.

그러면 여기서 현대 미용수술방법으로 수술 가능한 것들을 살펴보기로 하자.

(1) 머리카락

대머리와 부분적 탈모.

(2) 이마

주름살을 펴고 함몰부위를 나오게 함.

(3) 눈썹

털모양 영구화장(문신)을 하고 털을 이식하며 늘어진 눈썹 이동

(4) 위 눈꺼풀

늘어진 것을 없애고 쌍꺼풀을 만들며, 양미간이 넓은 것을 좁힌다. 눈가의 주름제거와 아이라인 영구화장(문신) 및 제거.

(5) 아래 눈꺼풀

주름제고와 눈 아래 불룩한 것 제거 및 아이라인 영구화장(문신)을 한다.

(6) 코

높임과 낮춤 및 좁힘 등 여러 가지 모양 변형을 한다.

(7) 광대뼈를 변형한다.

(8) 볼

늘어진 것을 제거해서 올리고 보조개 및 함몰된 것을 나오게 함. 또한 주름제거.

(9) 입술

작게 혹은 크게 조정하고 주름을 제거한다.

(10) 턱

크게 혹은 작게 조정하며 앞뒤로 밀고, 길고 짧게 한다.

(11) 목

군살제거와 늘어진 피부제거 및 주름제거 등

(12) 유방

확대 빛 축소, 또한 늘어진 것 치켜올림과 유두부 변형.

(13) 전신

각 부위 군살제거 및 주름제거(배) 그리고 각 부위 크게

만듦(엉덩이, 종아리 등)

(14) 피부

각종 점제거 및 흉터제거, 곰보 수정 등

(15) 귀

귀모양 변형.

이밖에도 여러 부분들의 미용성형이 가능하다.

3. 남자의 미용성형수술

최근 얼굴 미용성형수술을 하는 사람 중 10~20%는 남성이 차지한다. 일반적인 숫자일 뿐으로 실제적으로 정계나 연예계에 있는 남성들은 더 높을 것이다.

불과 10여 년 전만 하더라도 큰 외상이나 기형적인 것을 다루는 일반 성형수술을 제외하면 남자가 미용성형수술을 받는다면 남에게 웃음거리가 되었었다.

한국에서는 젊은 남자들이 쌍꺼풀 수술을 받거나 낮은 코를 높이는 것을 종종 볼 수 있으나 미국에서는 나이 먹으면서 찾아오는 변화에 대한 수술이 주를 이룬다.

제일 흔한 것이 위 눈꺼풀이 늘어져서 눈을 덮을 때, 아래 눈꺼풀이 늘어져서 주름이 많아지거나 기름 주머니가 눈 아래

생겼을 때, 얼굴 피부에 검은 버섯이 생겼을 때, 얼굴 볼이나 목이 늘어지거나 주름이 심하게 생겼을 때, 얼굴·목·배·허리 등에 생기는 군살제거, 성기확대 등이다.

이 같은 미용성형수술이 남성에게 많이 행하여지고 있다는 것을 보면 이제는 의상에서 뿐만 아니라 외모에서도 '남자가 뭘' 하는 시대는 지나간 것 같다.

아래, 위 눈꺼풀 늘어진 것만 제거하더라도 얼굴에서 느끼는 분위기가 열 살은 젊어 보이는 것을 보면 여자나 남자가 자기 만족뿐만 아니라 자기를 보는 남의 만족도 고려하는 것이 현대인의 태도인 것 같다.

많은 성형외과의사들이 사업수완의 방법으로 혹은 위험이 적은 수술만을 하기 위해서 혹은 자기가 좋아하고 쉬운 수술만 하기 위해서 등의 이유로 성기확대 전문이라든지 하는 방향으로 흘러가는데 실제로 이런 전문의가 따로 있는 것은 아닙니다.

4. 미용성형수술의 동서양 차이와 레이저

미용성형수술의 목적은 남녀노소를 막론하고 나이 들면서 오는 변화에 대응하여 아름다움을 유지하는데 비중을 두는 것인데 한국에는 나이든 사람은 거의 없고 젊은이들만이 북적거린다.

미국에서는 그 반대 현상이 일어나고 있다. 병원이 북적대

지도 않지만 환자의 대부분이 나이 40, 50 이상으로 근래에는 60, 70대도 많이 눈에 뜨인다.

아마도 한국의 여성들은 사회활동을 적게 하고 또한 나이 50쯤 되면 예뻐져서 뭐하나 하는 생각을 많이 하는 모양이다. 한편 젊은이들은 서양식으로 눈·코를 바꾸고자 하는 생각이 많기 때문에 이런 차이가 있는 게 아닌가 싶다.

주름들은 화학약품을 이용한 박피술, 화장품, 피부를 가는 법 등 이외에도 레이저를 사용하여 주름을 없앨 수 있다. 이 때 주로 사용되는 레이저가 울트라플러스Ultrapulse) CO_2 레이저이며 여러 번에 걸쳐 해야 될 경우도 있고, 다소 시간이 걸리긴 하나 비교적 좋은 효과를 볼 수 있다.

여러 가지 중에서 환자의 입장이나 체질, 문제점을 고려하여 선택해야 하고 레이저를 사용한다고 해도 시간이 필요하고 상처가 아물면서 생길 수 있는 부작용이 있으니 레이저 수술을 요술처럼 생각하면 실망할 경우가 많다.

레이저 빔을 사용하여 수술을 하는 경우가 자주 있고 많이 광고를 하고 있으나 일반 성형수술에 레이저를 이용하는 역할은 개인 의사들에게는 미미하다.

칼 대신에 레이저를 사용하여 조직을 자를 때 피가 덜 나고 통증이 줄어들며 수술 시간이 조금 절약되는 이점이 있으나, 조직 타는 연기나 냄새가 많이 나며 기계 자체도 울트라플러스 CO_2 만 해도 10만 달러 이상 하는 문제가 있고 수술한 선이 칼만큼 날카롭고 가늘지 못하고, 아문 후에 상처의 흉터가 더 큰 경우가 많다.

하지만 확실한 이점은 칼이나 가위로 조직을 자를 경우보다 피가 덜 나고(안나는 것이 아니고) 수술 후 통증이 없는 것이 아니고 덜하다는 것이 연구결과이고 수술시간이 덜 걸린다는 점도 있다.

5. 레이저란?

최근 각광을 받고 있는 성형외과의 최첨단 의료기술이 레이저 치료이다. 레이저(Laser)란 <Light Amplification by Stimulated Emission of Radiation>의 머리글자를 갖고 합성한 단어로서 <유도 방출에 의한 빛의 증폭>이라고 번역할 수 있다. 글자가 말하듯 전자에서 생성되는 방사선 빛인데 이 빛을 이용하여 조직을 태우기도 하고 자르기도 하여 질병을 치료하는 것이다.

역사적으로 1960년 미국의 피부과의사 메이먼이 루비 막대를 이용하여 처음으로 의학용 레이저 개발에 성공했다. 이제는 레이저 의학의 시대라고 해도 과언이 아닐 정도로 여러 가지 레이저가 다양한 치료에 응용되고 있다. 레이저는 외과, 안과에서도 이용되고 공업 통신 분야에서도 응용되고 있다.

레이저 치료의 원리는 레이저 광선이 어느 특정의 색에 선택적으로 흡수되는 성질을 이용해 얼굴의 색조 변화를 치료하는 것이다.

레이저 광선은 그 발광 물질에 의해 고체, 액체, 기체, 반도체로 나누어지며 계속해서 수많은 종류가 개발되고 있다. 성형외과 영역에서 주로 사용되는 것은 이산화탄소, 아르곤, 루비, 색소, 어비움 야그(Urbium YAG), 엔디-야그(Nd;YAG), 동 레이저, 알렉산드라이트 레이저 등이 있다.

레이저 치료 후 흉터가 남는다면 레이저 치료를 받는다는 것이 무의미하다. 따라서 최근에 많은 레이저 기계회사들이 이 흉터 형성을 방지하기 위해 큐 스위치 방식을 개발해 놓고 있다.

이 큐 스위지 방식은 순간적으로 높은 에너지의 레이저 빔을 짧은 시간에 방출하도록 하는 방법이다. 1~10만분의 1초 정도로 짧은 순간 발진 방식이라 인체가 미처 인지하기도 전에 고열 반응이 확산된다. 또 치료하고자 하는 특수한 색만을 선택적으로 파괴시키므로 상처가 생기지 않는다.

그러나 한 대의 레이저는 한 가지 특성의 광선만을 발생시킨다. 그러므로 좀더 완벽한 치료를 위해서는 여러 대의 고가 레이저를 구비해야 한다.

레이저가 발명되기 훨씬 전, 북구의 휜센이라는 의사가 광선치료의 유효싱을 실제로 증명해서 노벨상을 수상하는 영예를 안았다. 당시 피부 결핵이 유행되고 있었는데, 휜센은 환부에 자외선을 쐬어 치료하는 방법을 고안, 성공했던 것이다.

6. 빛이란?

모든 빛은 직진, 굴절, 회절, 간섭이라는 성질이 있다. 또한 빛은 입자의 움직임인 파동의 성질을 가지고 있으며, 특유의 파장과 모양을 지니고 있다.

보다 알기 쉽게 설명해 보겠다. 태양 광선을 프리즘에 대면 일곱 가지 무지개 색으로 나누어진다. 이것은 빛에 기반을 두고 있는 원자의 파장이 각각 다르기 때문이다. 이것은 빛에 기반을 두고 있는 원자의 파장이 각각 다르기 때문에 나타나는 현상이다. 파장이 다르면 굴절 방식이 달라진다. 또한 빛의 파장에 의해서 색깔 및 진동수가 달라진다. 파장이 길면 진동수는 적어져 에너지가 약하게 되고, 파장이 짧으면 진동수가 많게 되어 에너지가 강하게 된다.

육안으로 볼 수 있는 빛인 가시광선은 전체 광선 중에 37%이다. 이 가시광선을 파장의 길이 순으로 늘어놓으면 빨, 주, 노, 초, 파, 남, 보 일곱 빛깔 무지개색이 되는 것이다.

이 가시광선의 양끝에는 눈에 보이지 않지만, 파장이 긴 적외선과 파장이 짧은 자외선이 있다. 자외선은 파장이 짧기 때문에 에너지와 살균력을 가지고 있다.

7. 레이저의 종류와 신체반응

(1) 고반응 레벨 레이저

레이저 광선이 신체에 닿으면 열로 바뀐다. 이 열로 인해서 신체 온도가 상승하게 되는데, 40도가 넘으면 단백 변성이 시작된다. 단백 변성을 일으킨 세포는 곧 죽는다. 죽은 세포수가 많게 되면 조직 자체가 죽어 버리고 만다. 이에 비해 40도 이하에서는 세포와 조직이 활성화될 뿐만 아니라 신체의 혈액 순환이 좋아지며 신진대사가 높아진다.

40도 이상의 열을 생체에 이용하는 것을 '고반응 레벨 레이저 치료'라고 부르고, 40도 이하의 광 자극을 이용해서 신체의 활성화를 이루는 것을 '저반응 레벨 레이저 치료'라고 한다.

고반응 레벨 레이저 치료를 하게 되면 피부 속에서 탄화 소각, 증화, 혈액 응고, 단백 변성의 순으로 반응이 일어난다. 고반응 레벨 레이저 치료를 이용한 치료 방법은 CO_2 레이저를 이용한 레이저 메스, 모반 치료를 위한 아르곤, 루비 레이저, 종양을 기화시키는 야그 레이저 등이 있다.

(2) 저반응 레벨 레이저

저반응 레벨 레이저 치료의 반응은 고반응 레벨 레이저 치료와 달리 생체 조직을 활성화시키는 일을 한다. 광전기 반응, 광자기 반응, 광화학 반응, 광면역 반응, 광효소 반응 등이 이에 속한다.

난치성 궤양 치료, 각종 동통 해소, 부종이나 마비, 혈액 순환 부전, 류머티즘, 아토피성 피부염, 백반 등에 큰 치료 효과가 있다.

(3) 레이저의 종류와 적응증

① 이산화탄소 레이저(CO_2 Laser)

점, 쥐젖, 한관종, 사마귀, 티눈

② 어비움 야그레이저(Erbium Yag Laser)

레이저 필링, 여드름 흉터, 잔주름, 검정 사마귀, 한관종, 흉터 연마

③ 커퍼 베이퍼 레이저(Copper Vapor Laser)

색소질환(잡티), 혈관질환(혈관종, 모세 혈관 확장증)

④ 펄스트 루비 레이저(Pulsed Ruby Laser)

기미(표피성), 주근깨, 검버섯, 편평모반, 영구 탈모

⑤ Q 스위치 루비 레이저(Q-Switched Ruby Laser)

문신, 오타 모반, 청색모반, 기미(진피성)

⑥ 585 색소 레이저(585 Flashlamp Pumped Dye Laser)

안면 홍조증, 혈관종, 주사비, 성망상 모반, 팽창 선조

⑦ 헬륨 네온 레이저(Helium Neon Laser)

여드름, 통증, 염증 완화, 수포 제거, 생체 활력화

⑧ 헤어 레이저(MLC 92 Hair Laser)

남성형 탈모증, 원형 탈모증, 탈모 방지

⑨ 반도체 레이저(Semiconductor Laser or Diode Laser)

기미, 주근깨의 지속적 억제, 동통 제거

⑩ 아르곤 레이저(Argon Laser)

혈관종 치료에 적절

그밖에도 여러 가지 레이저가 의료용으로 사용되고 있다.

레이저 치료에 있어서 한 대의 레이저만으로는 최고의 치료 효과를 기대하기 어렵다. 치료하려는 병변의 증상과 상태에 따라서 여러 가지 레이저를 복합적으로 사용해야 최고의 치료를 할 수 있는 것이다.

8. 레이저의 안전성과 주의사항

(1) 레이저의 안전성

여러 분야에서 레이저가 다양하게 사용되고 있지만 의료 분야의 레이저에 대한 사람들의 신뢰도는 무척이나 높다. 안전 기준을 훈련받은 숙련된 전문의가 사용하면 문제가 없지만 그렇지 않은 경우에는 주의해야 한다.

레이저에 따라 취급 방법의 차이가 있는데, 사용자가 레이저의 안전성을 숙지하고 완전한 기술을 갖춘 사람이어야만 한다.

(2) 부작용의 불필요

강한 레이저 광선을 피부에 쐬었을 때 상처나 부작용이 생길까 염려하는 사람이 있다. 그러나 레이저 광선은 이상 세포에 흡수되거나 파괴시키는 작용을 하되, 정상적인 세포를 파괴할 염려는 없다. 의료용 레이저는 환부에 적당한 정도로 조정되어 에너지를 방출하기 때문이다. 오히려 약한 빛이 신체 활성화를 촉진하여 통증을 제거해 주는 효과를 가져오기도 한다.

(3) 전문의의 안전성

의료용 레이저는 고도의 안전성을 위주로 만들어져 있고, 레이저마다 치료할 수 있는 범위가 매우 한정되어 있다. 그러나 이산화탄소 레이저 정도만 갖추어 놓고 완벽한 레이저 클리닉임을 표방하는 곳이 의외로 많은 현실이다.

이산화탄소 레이저는 피부 성분마다 특이적으로 작용하지 않고, 무조건적으로 피부 조직을 기화시켜 태우는 역할만 하는 가장 초보족인 레이저이다. 그러므로 이 레이저로는 점이나 쥐젖, 티눈, 사마귀밖에 치료할 수 없다. 그런데 이 이산화탄소 레이저로 기미나 주근깨, 혈관종까지 무리하게 치료하여 흉터를 만들어 내는 경우를 종종 본다.

(4) 레이저 치료 후 주의사항(작은 수술인 경우)

일단 레이저 치료를 받으면 피부가 강한 자극을 받았다고 생각하면 된다. 자극을 받은 피부는 조심스럽게 다루어야 한다.

① 치료 당일은 목욕을 삼가고, 치료 후 일주일 정도는 간단한 샤워만 하도록 한다. 치료 부위는 절대 물에 적시면 안 된다.

② 치료 후 치료 부위에 딱지가 생기면 억지로 떼지 말고 자연히 떨어질 때까지 기다린다. 흉터가 생길 수 있다.

③ 치료 후 직사광선을 피해야 한다. 1개월 정도까지는 환부 보호를 위해 거즈를 대고 다니는 것이 좋으나

어려운 경우에는 일주일 후부터 자외선 차단제와 함께 평소보다 짙은 화장을 하도록 한다. 가급적 직사광선을 피한다.

④ 치료 후 한 달 반 정도가 경과되면 대부분의 환자에게 색소 침착 현상이 나타난다. 이는 치료가 잘못된 것이 아니라 피부의 생리적인 방어 과정으로써, 이때부터 약 6개월이 지나야 완전히 자기 본래의 피부로 돌아오게 된다. 그러므로 치료 후 8개월이 넘어야 자기 피부색과 같아진다.

⑤ 유아용 비누 같은 자극성 없는 비누와 미지근한 물로 아침, 저녁 두 차례씩 환부를 조심스럽게 씻고 말린다.

9. 레이저 치료

(1) 기미 치료

엷은 기미는 반도체 레이저 등의 약한 레이저 광선을 이용해서 신진대사를 높여 주고, 탈색소 연고 제품을 사용하면 상당히 치료 효과가 높다. 1개월 이내에 좋아진다.

그러나 크고 짙은 기미나 각질이 두꺼워진 검버섯의 경우는 먼저 커퍼 베이퍼 레이저와 루비 레이저를 사용해서 각질을 없앤 후, 탈색소 연고와 반도체 레이저를 병행해서 사용해야 한다.

기미가 없어질 때까지 소요되는 시간은 기미의 종류에 따라 다르지만, 대략 3개월에서 1년 반 정도이다.

(2) 주근깨 치료

기미와 달리 주근깨는 작은 반점의 집합체이다. 또한 표피만이 아니라 진피까지도 멜라닌이 침투해 있다. 이런 주근깨를 없애기 위해서는 어비움 야그 레이저와 펄스트 루비 레이저를 사용한다. 주근깨의 작은 반점을 하나하나씩 없애는 방법이다. 또 레이저를 이용해 주근깨 세포를 선택적으로 파괴시킨다.

주근깨의 종류에 따라서 1~2개월 정도 상태를 지켜본 후에 같은 부분을 여러 번 레이저로 치료한다. 그 후 탈색소 연고와 반도체 레이저를 몇 달간 꾸준히 사용한다.

(3) 모세혈관 확장증 치료

얼굴에 모세혈관이 거미줄같이 많이 모여 있는 상태를 모세혈관 확장증이라고 하며, 통상 코 주위나 양 볼에 나타난다.

과거에는 붉은 얼굴을 전기소작 법으로 치료했으나 재발이 잘되는 단점이 있었다. 최근에는 레이저로 얼굴에 상처를 남기지 않고 쉽게 치료가 가능하므로 붉은 얼굴로 더 이상 고민할 필요가 없어졌다.

(4) 점과 사마귀 수술

진하고 큰 점은 수술로 잘라내기도 하고, 전기소작술로 빼기도 한다. 최근에는 가장 흉터가 적게 남는 레이저 치료로 점 세포만 선택적으로 파괴시킨다.

사마귀는 바이러스성이므로 전염되기 때문에 조기에 빼는 것이 좋다. 사마귀는 레이저나 전기소작술로 잘 빠진다.

(5) 검버섯 치료

검버섯은 나이가 들면서 하나둘씩 얼굴에 나타나며, 저승꽃이라고도 한다. 얼굴을 더욱 늙어 보이게 하므로 그리 유쾌한 점은 아니다. 처음엔 색깔이 진해지다가 오래 지나면 피부 표면 위로 부풀어 오르기도 한다.

표백 연고나 전기침을 이용한 전기소작술 등이 있지만, 레이저 치료를 하면 상처 없이 쉽게 제거된다.

(6) 붉은 반점을 치료

붉은 반점(혈관종)이란 선천적으로 혈관이 진피에 집중되어 붉은색을 띠는 것을 말한다. 생후 1~3개월에 크기가 커지며 간혹 5~8세가 되면서 저절로 없어지기도 하지만, 그렇지 않으면 치료를 받아야 한다.

레이저로 피부에 메스를 대지 않고 흉터 없이 혈관종을 치료할 수 있다.

(7) 여드름 흉터 박피술

여드름은 흉터가 생기기 전에 치료하는 것이 좋다. 여드름을 손으로 짜면 염증이 더욱 심해질 수 있기 때문에 주의해야 한다.

여드름이 심하게 나서 귤껍질 모양의 흉터가 있을 경우에는 바르는 약이나 화장품으로 좋아지지 않는다. 이때는 피부를 깎아내고 새살을 돋게 하는 수술(박피술)을 해야 한다.

검은색 점들을 비롯해 피부 노화현상의 일환인 검버섯 혹은 잔주름에 이르기까지 피부 박피술을 이용하여 치료하고 있다.

최근에 레이저 박피수술이 많이 행해지고 있다. 또한 천연 약초를 이용한 허브 필링이 있는데 캐미칼 필링처럼 그다지 후유증이 심하지 않으므로 전문가의 지시만 잘 따르면 여드름 흉터나 모공이 큰 사람들에게는 효과가 아주 좋다고 볼 수 있다.

(8) 문신 제거

가정이나 사회에 대한 갈등, 의리 표시, 소속된 집단의 표시로 몸에 어떤 무늬를 영원히 새기는 것을 말한다. 대부분 먹이나 잉크를 사용하며, 간혹 연탄재를 갈아서 새기기도 한다. 외국에서는 문신 기계로 여러 가지 모양의 총천연색 문신을 새기기도 한다.

한때의 실수로 새긴 문신을 배고자 하는 사람이 많다. 1990년대에 문신제거 전용 레이저가 개발되었다. 그래서 큰 통증과 흉터 없이 문신을 쉽게 제거할 수 있게 되었다.

(9) 주름제거 수술

레이저로 잔주름을 제거하는 것은 첨단 분야이다. 레이저 빔이 순간적으로 잔주름 부분의 피부를 깎아 주고 진피층에 콜라겐을 형성시켜 잔주름을 없앤다. 레이저 치료 후에 체질에 따라 피부색이 한동안 검어질 수 있다.

(10) 검푸른 반점을 제거

얼굴에 있는 흑청색 반점은 선천성<오타(太田)씨 모반>이라고 불리는 것으로 주로 광대뼈, 이마, 볼 등 눈 주위에 나타난다. 불과 10여 년 전까지만 해도 수술로 파란 부위를 떼어 내고 피부를 이식했다. 그러나 최근에는 루비, 엔디 야그, 알렉산드라이트 기종의 최신형 레이저로 흉터 없이 탁월한 치료 효과를 얻을 수 있다.

(11) 수두자국을 엷게

수두자국으로 고민하는 분들이 의외로 많다. 수두자국은 최근 레이저 시술로 훨씬 눈에 덜 띄게 할 수 있다. 치료 원리는 수두로 인해 턱이 진 부분을 레이저로 깎아 턱 부분을 부드럽게 해주면 눈에 덜 띄게 된다.

(12) 물 사마귀 제거

물 사마귀는 대개 사춘기 이후에 눈 밑에 좁쌀 모양으로 생겨난다. 그리고 일단 한번 생기면 잘 없어지지 않는다. 또 많아지면 서로 연결되어 불룩 튀어나와 지도 모양이 되기도 한다. 이 물 사마귀는 땀샘의 관이 증식되어 생기며 레이저로 치유가 잘된다. 유전적이라고도 하지만 대개는 콜레스테롤이 높은 사람들에게서 많이 생기는 증상이다.

(13) 쥐젖(Skin Tag)

비교적 비만한 여성들에게 매우 잘 생기는 쥐젖은, 목이나 눈 가장자리에 오톨도톨하게 생기면서 자잘하게 퍼져 나가므로 미관상 매우 나쁘다. 처음에는 아주 작은 것들이 세월이 가면 점점 커지고 퍼져서 때로 팥알만 하게 되기도 하고, 화장으로 가릴 수 없어 수백 개씩 생기는 경우도 있다.

그러나 쥐젖은 이산화탄소 레이저와 야그 레이저로 한번만 치료해 주면 감쪽같이 치료될 수 있다.

10. 레이저의 작용과 응용

(1) 레이저의 통증 완화

레이저 광선을 인체에 조사하면 여러 가지 신체 반응이 나타난다. 나타나는 반응으로는 첫째, 혈액 순환 개선을 들 수 있다. 둘째, 림프 흐름을 활성화시키는 것. 셋째, 신경의 활성화. 넷째, 근육의 긴장을 없애 준다. 다섯째, 흉터를 연화시킨다. 여섯째, 통증 발생 물질을 제거할 수 있다. 일곱째, 면역력을 증진시킨다. 여덟째, 호르몬 등의 기능을 높여 준다. 이런 일련의 작업을 통해서 통증을 완화시켜 주는 것이다.

(2) 레이저 메스

외과 수술에서 레이저 메스를 사용하면 출혈이 적게 수술할 수 있다는 장점이 있다. 레이저 메스의 대표적인 것은 이산화탄소 레이저인데, 주로 모반과 종양의 절개에 사용된다.

레이저 메스로 수술할 경우 출혈량을 1/3에서 1/10로 줄일 수 있다. 따라서 수술 시에 많은 양의 수혈을 받지 않아도 되며, 수혈로 인한 에이즈나 간염 등의 전염에 대한 위험이 적어진다.

(3) 암 치료의 메카로

레이저 치료가 불치의 병인 암 치료 영역으로 확대되고 있다. 내시경을 사용, 모니터 화면 CRT관을 통해 영상을 직접 보면서, 약한 레이저 광선을 쬐여서 암의 진행 정도와 크기 등을 알 수 있게 된 것이다. 또 모니터를 보면서 강한 레이저 광선으로 암을 태워 치료하는 방법이 있다.

최근에는 색소 레이저를 이용해서 암 세포를 선택적으로 파괴시키는 방법이 주목받고 있다. 머지않아 레이저 치료가 암 치료에 있어 가장 효과적인 치료 방법으로 자리 잡게 될 것이다.

제 9 장 안마

1. 미용 안마법

사람은 누구나 아름다움을 추구한다. 자신의 체격과 용모를 아름답게 가꾸고 싶은 마음은 아마 공통적인 본능일 것이다.

미용 경혈안마(안마 미용)를 하면 피부가 부드러워지고 피부색이 윤택해지며 근육이 풍만해지고 주름살이 감소 또는 없어지는 효과를 본다.

뿐만 아니라 혈액순환을 좋게 하여 체내 신진대사를 촉진시키며 신경계통과 내분비계통의 기능을 조절해 주기 때문에 면역력을 높여 질병을 예방, 치료하는 효과도 있다.

미용 경혈안마는 여러 가지 방법이 있지만 배우기 쉬워 누구나 할 수 있는 미용법이다. 하지만 미용 효과만 보려고 조급한 마음으로 안마에 임한다면 그 효과는 만족스럽지 못할 것이다. 의지력을 가지고 차분하고 꾸준하게 안마를 해 나간다면 그 효과는 매우 높을 것이다.

미용 안마법은 바로 한의학의 장부경락설(臟腑經絡說)을 이론적 근거로 하고 있다. 다양한 안마요법을 인체의 어느 혈위나 부위에 응용하여 피부감응기를 통해서 신경응격작용(神境應激作用)을 일으키게 하는 것이다.

그것은 곧 대뇌피층의 전신기능에 조절작용을 일으키고 또 신진대사를 촉진하여 인체의 각 계통, 각 기관의 운행을 원활히 한다. 이로 말미암아 인체는 건강해지고 피부는 곱고 부드러워지며 얼굴을 아름답게 하는 미용의 효과를 얻을 수 있게 되는 원리이다. 특히 안마 미용법은 활용하기가 간편하면서도 좋은 효과가 있어 날로 각광을 받고 있는 분야인데 그 이론적 근거를 살펴보면 다음과 같다.

안마는 한방 요법의 한 분파다. 예로부터 전해 내려오는 한방 치료법의 한 갈래라 할 수 있다. 고대에서는 '안교'라 했고 남쪽 지방에서는 '추나(推拿)'라고 했다.

미용에 쓰이는 안마 요법은 대체로 두 종류로 나눌 수가 있다. 하나는 직접 얼굴에 시행하는 것으로 곧 직접 안마 미용법이다. 또 다른 하나는 얼굴과 멀리 떨어져 있는 경락을 안마하여 미용의 효과를 얻는 것으로 간접 안마 미용법이라 할 수 있다.

2. 자연적인 전통 안마

머리가 아프면 누구나 머리를 눌러보게 되고 배가 아프면 배를 만져보게 된다. 그리고 몸의 일부분이 무엇인가에 부딪히게 되면 그 부위를 문지르게 된다.

이것은 통증을 가볍게 하고 빨리 낫게 하기 위한 인긴의 반사적인 행동에 의해서 발생하는 자연스러운 행위다. 안마술은 이러한 자연적 요법을 체계화시킨 경험적 의술의 집대성이라고 할 수 있다.

안마술은 중국에서 수천 년 전부터 이어져 온 민간요법으로서 근래에 들어서는 현대의 마사지 정체술을 도입하여 혼용한 서양 의학의 생리학에도 기초를 두고 있는 우수한 과학적 요법이다.

현대인들은 육체적 피로는 물론 각종 스트레스로 시달리고 있다. 안마술은 이와 같은 증상들에 효과가 있고 가정에서도 손쉽게 할 수 있어 소중히 취급되는 민간요법이다.

또한 가정에서 소홀하기 쉬운 스킨십(Skinship)을 되찾는 데도 큰 몫을 한다. 부모와 자식 사이, 처가 쪽 부모와 사위 사이, 시어머니와 며느리 사이, 특히 부부 사이의 관계를 더욱 가깝게 하는데 안마는 더없이 좋은 매개체가 될 수 있다.

안마는 두 사람이 정답게 대화를 나누면서 할 수 있다는 장점이 있다. 또한 병원 진찰실에서 느끼는 불안감을 감안한다면 가정에서 편안한 마음으로 할 수 있어 정신적으로도 좋은 효과를 거둘 수 있다.

특히 부부 사이에서는 서로를 위하는 마음이 생기고 사랑을 확인하는 기회가 되어 하루의 피로를 말끔히 씻어 준다. 중년 이상의 부부는 물론 젊은 부부들이 하루의 피로를 다음날로 이어지지 않게 하기 위해서도 올바른 안마술을 익히는 것은 필요하리라 본다.

안마술은 오랜 역사와 함께 동양 의학에서 점차 체계화된 것인 반면 마사지는 서양 의학의 순환 생리학에 기초해 사회복귀 요법을 위시하여 의료 제도에 널리 도입되어 응용되고 있다. 이와 같이 현대의 안마는 동양 의학의 오래된 전통 위에 서양 의학이 결합되어 발전한 매우 뛰어난 건강법이라 할 수 있다.

3. 현대 의학에서 본 안마의 효과

서양 의학에 기초한 마사지가 수입되어 예로부터 전래된 안마술과 결합, 현대 의학의 관점에서 안마술에 대한 과학적 이해가 높아지고 있다.

이 가운데서 분명하게 밝혀진 안마술의 효과를 살펴본다.

(1) 전신의 혈행을 좋게 한다.

동맥의 흐름은 심장의 펌프 역할을 하며 심장에서 말단까지 흐른다. 반대로 정맥의 혈액은 말단에서 심장을 향해 흐르지만 동맥에 비해 심장의 활동이 약해 근육이 혈액을 조여 밀어내듯이 심장으로 돌려 보내진다.

안마술에서는 피부를 눌러주거나 문질러 줌으로써 혈액 순환을 좋게 하고 근육을 움직여 줌으로써 자연스럽게 혈행을 돕는 효과가 있다.

이러한 결과는 몸 표면의 온도 상승이나 심전도에 현저한 변화가 나타나는 것으로도 확인되고 있다.

따라서 냉증과 같은 증상에도 직접적으로 큰 효과가 있고 심장병이나 고혈압 치료는 물론 위장의 활동도 돕는다.

(2) 진정 효과

안마의 '안(按)'에 해당되는 효과로 신경과 근육의 통증이나 굳어짐, 또는 뻐근함을 풀어 준다.

(3) 흥분 작용

안마의 '마(摩)'에 해당되는 효과다. 신경과 근육의 기능이 저하되거나 마비되었을 때 효과가 있다. 운동선수의 컨디션 조절을 위한 안마나 마사지도 이 같은 기능에 의한 것이다.

(4) 반사 작용

'내장 체벽 반사(內腸體壁反射)란 말이 있다. 한 예로 위가 나빠지면 위와 관계된 신경의 영향으로 그 신경과 연관된 피부나 근육에 반응이 나타나는 것을 말한다.

숙취했을 때 위가 위치한 등 주위가 띠의 상태로 굳어지거나 어깨가 뻐근해지는 것이 바로 그것이다.

그렇기 때문에 역으로 체벽(體壁)의 이상을 안마술로 치료해주면 반사적으로 내장의 활동이 원활해진다. 이것을 체벽 내장 반사라고 한다.

(5) 유도 작용

예를 들어 오른발을 삐었을 경우 환부보다 심장이 가까운 부분이나 반대쪽인 왼발을 안마해주면 효과가 있다. 직접 환부를 안마하지 않고도 치료할 수 있는 것을 유도 작용이라고 한다.

예로부터 안마술에서는 "위의 병은 밑에서 낫게 하고 밑의 병은 위에서 낫게 한다."고 했다. 현대 의학에서는 이를 신경이나 혈행 내분비 등에 의한 유도 작용으로 보고 있다.

(6) 교정 효과

관절이나 근육의 삐뚤어짐을 바로잡아 주고 또한 관절에 염증이 생겨 고여진 병균을 없애 주는 효과가 있다.

(7) 심신의 조화를 꾀한다.

호르몬 같은 내분비나 자율 신경은 정신적인 것과 밀접한 관계가 있다. 스트레스가 쌓이거나 정신이 조화를 잃게 되면 어깨의 뻐근함 등 원인 모를 증상이 나타난다.

또 그것이 심해지면 실제로 몸의 기질적 변화, 즉 위궤양이나 십이지장궤양을 가져올 수도 있다.

안마술은 살과 살이 접촉함으로써 심리학적으로 편안함과 즐거움을 갖게 해준다. 그러므로 스트레스 해소는 물론 기력과 활력의 회복, 나아가 심신의 조화를 높이는데 효과가 있다.

4. 마사지, 안마 및 지압

마사지는 오래 전부터 안마술과 혼용되어 각 나라 특유의 마사지로 발달하였고 지압이라고 하는 새로운 형태를 탄생시키기도 했다. 그렇기 때문에 현대의 마사지는 안마술과 지압을 통칭하는 말이기도 한다.

마사지란 말은 '누른다'는 말을 그 어원으로 삼고 있다.

그 유래에서 알 수 있듯이 현대 안마술은 손 기술에 있어서는 기본적인 변화가 없다. 단 그 차이에 있어서는 다음 3가지를 들 수 있다.

(1) 이론적 근거에서의 차이 : 마사지는 서양 의학에 근거를 두고 있지만 안마술은 동양 의학에 그 근거를 둔다.

(2) 시술 방향에 따른 차이 : 마사지는 말단에서부터 심장(몸의 중심)을 향해 시술(구심성 : 求心性)하지만 안마술은 역으로 몸의 중심에서 말단을 향해 시술(원심성:遠心性)한다.

(3) 의상 착용의 유무 : 마사지는 받는 사람이 나체가 되어 직접 피부에 하지만 안마술은 받는 사람이 얇은 의상을 입고 그 의상 위로 받게 된다.

지압은 안마술에서 탄생한 것이다. 안마술에서 눌러 주는 압박 법에 유도의 활법(活法)이나 도인(導引)의 손 기술을 첨가하고 미국의 정체요법(整體療法), 즉 Chiropractic의 기법까지 도입하여 오늘에 이른 치료법이다.

그러므로 지압은 먼저 등뼈나 관절 등의 교정술과 생체 기능을 정리해주는 안마의 손 기술인 압박 법을 발전시킨 것이 특징이라고 할 수 있다.

5. 정체요법(整體療法)

(1) Chiropractid : 그리스어로 '카이로'는 손, '프랙틱'은 기술을 의미한다. 이것은 이상해진 척추 부위에 손으로 충격을 가해 그 이상을 치료해주고 이와 관련된 신경이나 혈관의 작용을 회복시켜 건강을 찾게 해주는 방법이다. 최근 들어 미국에서 상당히 유행하고 있는 방법이다.

(2) Osteopathy : 그리스어로 '오스테오'는 뼈, '파시'는 병리(病理)를 의미한다. 골격의 아상을 정리해 주고 모든 병을 고칠 수 있다는 생각을 기본으로 삼고 있다. 현재는 그 영역을 확대하여 골격뿐만 아니라 관절·힘줄·근육의 이상, 내장의 위치 이상, 신경과 혈관의 이상, 또는 임파의 삽체(澀滯) 등을 손으로 교정해 준다.

(3) Spondyloterapy : 그리스어로 '스폰디로'는 척추, '테

라피'는 조작을 의미한다. 다시 말해 척추를 조작해 줌으로써 모든 병을 치료할 수 있다는 생각이다. 몸 밖으로부터 척추의 어느 한 부위에 자극을 주게 되면 일정한 반사 현상이 일어나 내장의 활동을 조정해준다는 것이다.

이상 세 가지는 등뼈의 교정을 중심으로 한 요법으로 현대 안마술에서도 도입되어 활용하고 있다.

또한 예로부터 전해 내려온 도인안교(導引按蹻)에도 이와 비슷한 방법이 있는 것으로 보아 고법 안마 중에 이미 이 같은 생각이 있었다고 볼 수 있다.

6. 안마의 기본

안마할 때 자주 사용하는 방법으로는 크게 다섯 가지 종류가 있다.

(1) 쓰다듬어 준다 - 안무법(按舞法)

손가락이나 손바닥으로 쓰다듬어 주듯이 문질러 주는 방법으로 주로 비벼주기 전 준비단계로 사용한다.

상쾌한 느낌을 주고 통증을 진정시키며 혈행을 좋게 하는 효과가 있다. 힘은 가볍게 악수할 때의 압력 정도이다.

(2) 비벼준다 - 유날법

몸의 부드러운 조직을 일직선으로, 또는 원을 그리듯 비벼 주물러 주는 방법이다. 근육 같은 곳의 혈행을 좋게 하고 신진대사를 활발하게 하여 피로를 회복시켜 준다.

또한 복부에 사용하면 내장의 기능을 원활하게 하는 효과가 있다. 유날법도 안무법과 마찬가지로 부위에 따라 손가락과 손바닥을 구별해 사용한다.

(3) 눌러 준다 - 압박법(壓迫法:지압)

엄지나 손목, 그리고 손바닥을 맥점 부위에 직각으로 갖다 대고 압력을 가하는 방법이다. 압력은 아픔이 조금 느껴질 정도가 알맞다.

이 압박 법은 흥분한 신경을 눌러 통증이나 뻐근함, 또는 굳어짐을 풀어 안정시켜 주는 데 효과가 있다.

압박을 할 때는 하나, 둘, 셋 리듬으로 힘을 점점 가하고 다시 하나, 둘, 셋 리듬으로 서서히 힘을 빼주는 방법으로 한다.

이렇게 3-4회 정도를 반복한다. 단 눌러 줄 부위에 따라 엄지손가락이나 손목을 구별해서 사용한다.

(4) 흔들어 준다 - 진전법(振戰法)

짧고 빠른 진동으로 자극을 주어 신경이나 근육을 활발하게 해주는 방법이다.

(5) 고타법(叩打法)과 곡수(曲手)

두드려 흔들어 줌으로써 상쾌한 자극을 주는 방법으로 안마술에서 끝맺음할 때나 정리할 때 주로 사용한다.

어깨를 두드려 주는 것은 고타법에 해당한다. 곡수는 옛 안마술에서 나온 말로서 손가락을 여러 형태로 섬세하게 움직여 상쾌한 느낌을 주게 하는 방법이다.

안마의 기본법을 활용하여 손가락 또는 손바닥과 팔꿈치의 뾰족한 부분을 신체의 어느 부위 혹은 혈위에 대고 점차 힘을 주면서 내리 누르는 안압법 외에 마법, 찰법, 유법, 말법, 차법, 나법, 점법, 염법, 문법, 시법, 박법, 복법, 소법, 지법, 소산법 등이 있다.

7. 지압의 요령

급소의 위치를 알았으면 드디어 지압의 스타트이다.

급소에 손가락 바닥이 닿도록 손가락을 직각으로 세우고 몸 전체를 향해 수직으로 힘을 넣는 것이 지압의 기본이다.

누르는 힘은 다소 아프게 느끼는 정도로 조절한다. 익숙해질 때까지는 헬스메터 위에 손가락을 얹고, 눌러 힘이 들어가는 상태를 시험해 보는 것이 좋을 것이다. 힘이 지나치게 되면 오히려 신경과 근육을 아프게 할 수가 있다. 특히 눈 주변은 민감한 장소이기 때문에 힘을 너무 주지 않도록 주의해 주기 바란다.

지압은 압통점(통증을 느끼는 곳)을 누르는 것이므로 너무 강하게 누르지 말고 통증을 기분 좋게 느낄 정도인 것이 좋을 것이다.

힘을 가하기 시작했으면 손가락을 떼기까지의 시간은 4~5초이다. '1, 2, 3'이라고 세면서 서서히 힘을 넣고 '4, 5, 6'이라고 세면서 힘을 빼면 감을 잡을 수 있다. 갑자기 힘을 넣기도 하고 빼기도 하는 것은 피하기 바란다.

또 지압을 할 때는 심신 모두를 릴렉스 시키는 것이 중요하다. 편안한 자세를 취하고 안정된 기분으로 실시하기 바란다.

지압이 손가락으로 하기 때문에 면을 자극하는 방법이라면 점에 자극을 주는 방법으로 이쑤시개나 손톱이 급소에 동원된다.

8. 경락(經絡)과 경혈(經穴)

경락은 내장과 관계를 맺고 있는 12경락(12정경이라고도 함)과 오장육부에 에너지의 순환을 조절하는 경맥(經脈), 기경(寄經)과 팔맥(八脈), 독맥(督脈)과 임맥(任脈) 등으로 구성되어 있다.

결혈은 인체의 급소로서 맥점이라고도 불린다. 결혈은 경락의 흐름 선상에 있는 문과 같아 이 곳을 통해 기와 혈이 출입한다.

일반적인 경향으로써 급소는 뼈와 뼈 사이, 즉 관절 부분, 뼈의 돌출부, 근육과 근육, 또는 근육과 뼈 사이의 도랑 등에 자주 나타난다.

내장에 병이 생기거나 어떤 한 부위가 조절 기능을 잃게 되면 기와 혈의 흐름에 이상이 생겨 경혈에 통증이나 냉장, 기미 같은 증상이 나타나게 된다.

따라서 경혈, 즉 맥점은 증상을 알려 주는 포인트이기도 하다. 또한 안마술이나 지압, 침이나 뜸 등을 이용한 치료의 포인트가 되기도 한다.

현재까지 대략 600여 개의 맥점이 알려져 있는데 중국에서는 지금도 계속해서 새로운 맥점을 개발하고 있다.

12정경(正經)은 말 그대로 내장과 깊은 연관을 맺고 있다. 각 경락과 경혈은 안마술을 시행하는 데도 실제로 필요하다.

12경락은 다음과 같다.

폐경, 대장경, 비경, 심경, 소장경, 방광경, 신경, 심포경, 삼초경, 담경, 간경, 독맥과 임맥 등이다.

9. 무릎 통증

무릎 통증은 어깨의 뻐근함이나 요통과 더불어 인간이 서서 활동하는 이상 필연적으로 일어나는 증상이다.

특히 근육이 노화되기 시작하면 무릎 관절에 무리가 오게 되는데 중년 이후 비만으로 고민하는 사람에게 이런 증상이 자주 온다.

심하면 무릎 관절이 변형되어 튀어나오거나 붓는다. 이러한 증상을 변형성 슬관절증이라고 하며 대부분 요통을 동반한다.

무릎과 그 주위에 대한 안마

(1) 넓적다리 하반부에서부터 정강이까지 양 손바닥으로 안무한다.

(2) 무릎의 접시뼈(슬개골) 위를 원을 그리듯이 안무한다. 같은 방법으로 접시뼈 밑도 안무한다.

(3) 이 코스를 엄지로 자주 유날한다. 특히 무릎 뒤쪽 힘줄에 부착되어 있는 부분이 잘 굳어지므로 이 부분에 충분한 유날을 해준다.

(4) 고법 안마인 무릎술을 한다. 양손으로 접시뼈를 상하로 잡아 톱날처럼 한 다음 좌우 손을 교차해 전후로 움직여 가며 유날한다.

10. 안구 마사지

대부분의 사람들은 "근시는 몸의 상태가 나쁜 것을 나타내는 한 증상이다"라고 하는 생각이 전혀 없다. 안경을 쓴 사람이 "나의 몸은 특별히 어디도 나쁘지 않고 극히 건강하다"라든가 "건강 상태는 양호하다"고 하는 등의 이야기를 하고 있으나 이 말의 우스운 점을 알아차리지 못하는 사람이 많다.

왜냐하면 안경 없이 제대로 볼 수 있어야 정상적인 건강체이기 때문이다. 그 뿐만이 아니다. 시험 전쟁이 극심한 나라에서는 어릴 때부터 수많은 교과서나 조그만 활자가 가득 찬 사전 등에 장시간, 때로는 밤늦게까지 공부하지 않으면 안된다. 또 사회인이 되고 나서도 신문·잡지를 비롯한 무수한 활자의 홍수 속에서 살아가지 않으면 안 된다. 차의 운전이나 퍼스널 컴퓨터 등도 눈에 부담이 된다. 집에서 쉴 적에도 텔레비전을 본다. 이와 같이 눈을 쉴 새 없이 쓰고 있어서야 눈이 피로한 것은 당연할 것이다.

눈의 피로는 안정피로(眼精疲勞)라고 말하며, 눈의 중심이 아프다, 따끔따끔하다, 눈부셔서 보기 어려워진다, 희미하게 보인다, 충혈 한다는 등과 같은 증상이 되어 나타난다. 때로는 어깨가 뻐근하며 두통이 생기는 등 전신 증상을 초래하는 일도 있다. 이런 것들이 근시·원시 등 시력을 저하시켜 안경을 쓰도록 하게 만드는 요인으로 그 원흉은 피로와 스트레스이다.

피로는 그 어른거리고 반짝거리는 브라운관을 장시간 보기 때문에 일어나는 안정피로가 이상하게 많은 것이 특징이다. 또 이와 같은 눈의 피로에서 오는 두통과 어깨의 뻐근함, 여성에게서는 생리불순 등도 많아지고 있다. 이를 치료하기 위한 안구 마사지는 ① 집게손가락, 가운뎃손가락, 약손가락의 3개로 관자놀이를 가볍게 누른다. ② 안구를 손가락 바닥으로 가볍게 누른다.

11. 얼굴 피부미를 위한 안마

아름다운 피부는 여성의 큰 매력이다. 화장을 잘 먹게 하기 위해서도 건강한 피부는 필요하다.

거칠어진 피부 위에 화장을 하게 되면 피부의 온도가 떨어져 혈행이 나빠진다. 반면 건강한 피부에 화장을 하게 되면 피부의 온도가 높아진다는 조사 결과가 있는데 이는 이를 뒷받침해준다.

얼굴에 대한 안마와 피부를 거칠게 하는 변비에 효과가 있는 안마를 하면 건강하고 아름다운 피부를 만들 수 있다.

얼굴에 대한 안마 - 받는 사람의 머리를 무릎 위에 올려놓는다.

(1) 얼굴 중앙에서부터 옆쪽을 향해 네 손가락으로 안무한다.

(2) 코의 윗부분에서 볼을 세 방향으로 나누어 양쪽을 동시에 엄지로 안무한다.

(3) 검지와 장지로 눈 주위의 근육을 안무한다.

(4) 귀 앞에서 아래턱 쪽을 향해 손바닥으로 안무한다.

(5) 1~4의 코스를 두 손가락, 네 손가락, 엄지로 각각 문지른다. 이것을 5~10분 정도 한다.

주름 방향, 다시 말해 근육의 주행을 따라 안무하는 것이 요령이다. 영양 크림 같은 것을 발라 습성(濕性) 안마를 하면 더욱 효과적이다.

12. 지압에 의한 눈의 미

눈을 아름답게 하기 위해서 속눈썹을 붙이고, 아이섀도를 칠하는 정성이 있다면 지압으로 눈을 가꾸는 것이 효과가 더욱 좋고 슬기로운 것이다.

가장 중요한 것은 밤샘이나 눈이 피로해지는 일을 피하고 규칙적인 생활을 해야 한다. 날 샘 공부도 문제가 있는 것이다. 눈이 피로했을 때, 우선 눈을 지그시 감고 손바닥으로 눈을 10초쯤 가볍게 눌렀다가 떼고 또 눌렀다가 떼고 4, 5차례 계속 한다.

그리고 정명을 중심으로 동자료 사이를 화살표 방향으로(위, 아래 화살) 가볍게 문지른다. 이어 정명과 동자료를 차례로 지그시 누른다.

눈의 치료가 끝나면 천주, 풍지를 중심으로 목덜미에 지압을 하면서 문지른다.

치료를 마친 다음에는 10~15초 동안 눈을 감고 가만히 누워 있으면 효과를 더해준다.

화장하기 전에 이 방법을 꾸준히 계속하면 화장의 효과도 훨씬 두드러지고 아름답고 빛나는 눈을 가질 수 있다.

눈이 피로할 때, 똑바로 누워 눈을 감고 그림에 표시한대로 가볍게 화살 방향으로 (왔다 갔다 하는 표), 문지르는데 반복하는 사이 조금씩 압력을 더하면 좋다.

곡빈, 천주, 풍지는 한참 문지르고 나서 지긋이 눌러준다. 이어 천주, 견중, 견정 족으로 문지르며, 천주, 견중을 거쳐 폐

수, 궐음수에서 견갑골을 따라 지긋이 문지른다. 이것을 서너 차례 반복하면 몸이 거뜬해지고 머리가 상쾌해진다.

13. 시력감퇴의 치료법

지압이 급소라고 하는 협소한 부위에 압력을 가하는 치료법이라는 점에 비해서 마사지는 비교적 넓은 부위에 자극을 줄 수 있는 치료법이다.

여기에서는 손가락 끝을 사용한 방법을 소개하겠는데, 마사지도 지압과 마찬가지로 누르거나 비비거나 해서 기분 조흔 아픔이 더해지도록 하는 것이 중요하다. 너무 아프게 한다든지, 불쾌감을 수반하는 마사지는 오히려 증상을 악화시킨다. 능숙하게 마사지를 하려면 리드미컬하게, 그리고 천천히 행하는 것이 좋다. 마사지하는 시간은 전부해서 10~15분간으로 특히 눈 주위를 많이 행한다.

(1) 목, 어깨, 뒷머리의 마사지

(2) 앞머리 마사지

(3) 눈 주위의 마사지

민간요법으로 노안에 효과가 있는 한방약은 팔미환, 시호계지건강탕, 보중익기탕 등이 좋으며 백내장에 효과가 있는 한방약은 팔미환, 육미환, 인삼탄이 특효가 있고 대시호탕, 오수유탕이 사용되고 있다.

14. 안구 체조

(1) 싫은 일이 계속되거나 고된 일을 계속하거나 하고 있으면 머리가 무거워지거나 두통으로 괴로움을 당하는 일이 있다. 이와 같은 두통까지 포함해서 두통 중에 가장 많은 것이 어깨가 뻐근한 것, 목이 뻐근한 것에서 생기는 두통이다. 같은 자세로 너무 많은 원고를 쓰거나, 장시간의 드라이브 등으로 어깨가 뻐근해져 그것이 두통이 되어 나타나는 것이다. 그러나 이 외에도 축농증 때문이거나 변비대문이거나 생리불순 때문이거나 안경의 도수가 맞지 않기 때문이거나, 실로 원인은 여러 가지로 구분되어 있다.

기(氣)의 과학의 입장에서는 어깨 결림이나 생리불순 때문에 괴인 더러워진 피가 몸속을 도는 중에 머리에 오면 뇌를 둘러싼 혈관의 통로를 방해하므로 두통이 난다고 생각한다. 동일하게 축농(蓄膿)도 농이 코로부터 눈의 깊숙한 곳이나 이마 쪽에 까지 침입하여 두통을 일으킨다고 생각하는 것이다. 다만 원인은 직접 그 사람을 보지 않는 한 확실히 지적할 수는 없다. 물론 치료 방법도 올바르게는 가르칠 수 없다. 그러나 지금 바로 머리의 아픔이나 머리가 무거운 것을 상쾌하게 하고 싶으면,

① 정좌하고 눈을 감는다. 그리고 입으로 서서히 숨을 내쉰다.

② 코로부터 크게 숨을 들이쉬고, 오른손으로 코를 쥐고 구멍을 막는다.

③ 코를 쥔 채로 안구를 왼쪽으로 보낸다. 이어서 오른쪽으로 보낸다. 안구를 좌우로 보내는 것은 숨을 멈추고 있는 시간의 반 정도가 적당하다.

④ 고통스러워지면 코에서 손을 내리고 입으로 크게 내쉰다. 이것을 1코스로 하여 5~6회 하도록 하면 된다.

(2) 눈의 건강을 생각할 적에 언제나 감탄하는 것은 옛날 그대로의 시계수리공이다. 잘 아시는 바와 같이 시계를 수리하는 일은 매우 세세한 작업으로, 눈도 써야 하고 신경도 써야 한다. 작업을 끝내면 기사들은 거의 틀림없이 눈을 문지르는 것처럼 하거나, 양손으로 관자놀이를 두들기거나 한다. 이건 이치에 맞는 경험에서 생긴 눈의 피로 회복법이다. 그래서 눈의 피로를 즉시 제거하는 간단하고, 게다가 효과가 큰 방법이 있다는 것을 알아두는 것이 좋다. 즉 효과가 뛰어나 충혈이 없어지고 피로가 사라진다. 평소에 일 등으로 눈을 혹사하고 있는 사람은 물론 독서를 하기나, 드라이브 등을 하여 눈이 피로했을 때 시도해 보기 바란다.

① 집게손가락, 가운뎃손가락, 약손가락의 3개로 관자놀이를 3~4초 가볍게 누른다.

② 눈을 감고 같은 손가락으로 눈썹 밑, 움푹한 곳을 가볍게 밀어 올리듯이 3회 정도 압박하고, 또 아래 눈꺼풀 부분을 동일하게 밀어 내리듯이 압박한다.

③ 같은 손가락으로 눈초리부터 관자놀이까지 가볍게 누

르고, 마지막에 안구 위를 손바닥으로 10초 정도 누른다. 눈을 누를 때는 힘이 지나치지 않게 한다. 더욱이 안구가 충혈 되어 있으면 찬 수건을 대어 식힌다. 또 이와 같은 피로가 나타나면 눈뿐만이 아니고 전신이 피로해 있는 증거인 것이다.

④ 그대로 손바닥을 좌우로 문지르며 올린다. 이때 손바닥에 약간 힘을 준다. 손의 위치는 머리를 양측에서 끼워서 쥐는 형상이 된다.

⑤ 양쪽의 관자놀이를 가볍게 두들긴다.

여기서 소개한 두 가지를 병용해서 계속하면 시력 저하나 눈병의 예방, 회복도 된다.

(3) 우리들의 몸은 무리하게 사용을 하게 되면 트러블이 생기고 또한 사용하지 않으면 노화에 한층 박차를 가하게 된다.

다음에 소개하는 안구 체조를 매일 계속해서 눈의 노화를 지연시키고 안정피로를 예방한다든지, 증상을 빨리 회복하게끔 한다.

체조는 눈꺼풀과 안구만을 움직이는 체조와, 눈꺼풀·안구의 동작에다 호흡과 두정(頭頂) 자극을 첨가한 체조의 두 종류가 있다. 어느 쪽이든 쉬운 것을 선택해 행하기 바란다.

아침에 눈을 뜬 직후든지, 전신체조를 행한 뒤, 그리고 밤에 목욕중이나 자기 직전 등에 행하면 좋을 것이다. 어떤 체조이든 3분 정도 계속하도록 한다.

① 눈을 보통으로 뜨고 ②~⑦까지의 안구체조를 반복한다. 사물을 보려고 하지 말고 눈꺼풀과 안구만을 움직이도록 한다.

② 눈을 세게 감고 그대로 2~3초간 정지시킨다.

③ 눈을 크게 뜬다. 이대로 2~3초간 정지한다.

④ 얼굴을 움직이지 말고 시선만을 좌로 향하게 하여 2~3초간 정지시킨다.

⑤ 시선만을 오른쪽으로 향하게 하여 2~3초간 정지시킨다.

⑥ 시선만을 위로 향하게 하여 2~3초간 정지시킨다.

⑦ 시선만을 아래로 향하게 하여 2~3초간 정지시킨다.

15. 안경 선택법

한국인은 안경인구가 많은 것에 비해 맞지 않는 안경을 쓴다든지, 안경을 제대로 사용하지 못하는 사람이 적지 않다.

렌즈나 프레임(테두리, 틀)에 대해서의 지식을 이해해서 노안경을 잘 선택하기 바란다.

보는 것에 핀트를 맞추는 눈의 기능을 조절작용이라고 하고, 디오프타(약자로 'D'라고 쓴다)로 나타낸다. 1D라고 하면 정시(正視)의 사람이 1m의 지점에 있는 물체를 볼 때의 조절력(렌즈로 말하면 1m의 거리에 태양광선의 상을 연결하는 굴절력)이란 말로, 가까이의 물건을 확실히 볼 수 있는 최대한의

거리의 근점(近点)을 말한다.

15살 정도의 어린아이는 10D의 조절력이 있으며, 사물을 10cm 정도 가까이서도 볼 수가 있게 된다. 그런데 45세 정도가 되면 조절력은 3-2.5D 정도로까지 떨어지게 된다. 2.5D는 40cm 정도 떨어지지 않으면 확실히 볼 수 없는 수치이다.

책이나 신문 등을 읽을 때 적당한 거리는 30~35cm 정도라고 생각하고 있는데, 조절력이 쇠퇴하게 되면 개인차가 있겠지만 일반적으로 45세 경부터는 잔잔한 글자가 보기 어려워진다고 할 수 있다.

그런데 조절력이 3D라고 하면 근점거리가 3.3cm인데, 독서에 가장 적당하다고 생각하겠지만, 3D인 사람이 독서를 한다고 하는 것은 전력투구의 상태에서 글자를 보고 있다는 것을 의미한다. 그것만으로 눈이 피곤하기 쉽고, 긴 시간 동안 계속해서 읽기가 곤란한 것이다.

조절력에는 어느 정도의 여유가 필요하기 때문에 3D가 되면 슬슬 노안경이 필요한 연령이 되었다고 할 수 있겠다.

문패의 주소나 철도의 시각표, 우편번호부의 문자, 지도상의 지명 등이 30cm 거리에서 보기 어려워졌다면 이제 슬슬 노안경이 필요하다고 생각하도록 한다.

또 조절력의 쇠퇴는 60세경부터 둔화하기 시작하기 때문에 노안이 되기 시작한 때부터 20년간 정도는 꽤 빠른 스피드로 저하가 진행된다.

그래서 몇 년 만 되면 안경이 맞지 않게 되는 경우도 자주 있다. 노안경을 만들었어도 2~3년에 한번씩 검안을 하고 도수가 맞는가 어떤가를 확인하지 않으면 안 된다.

렌즈의 재질은 유리와 플라스틱이 있다. 유리에는 상처가 잘 안나지만 깨지기 쉽고 무거운 것이 결점이다. 노안경은 볼록렌즈를 사용하기 때문에 도수가 진행되면 꽤 두꺼워지게 되어 그만큼 무거워지게 된다.

반대로 플라스틱에는 깨지기 어렵고, 가볍다고 하는 장점은 있지만 상처가 잘 나는 결점도 있다. 최근의 렌즈는 그것을 커버하기 위해 갖가지 코팅을 실시하고 있다.

렌즈에 부딪히는 빛 반사를 막고, 광투과율을 높이기 위해 단층 코트와 다층 코트 등의 가공을 실시한 렌즈도 있다.

16. 피로해진 눈

눈의 피로는 신경이 피로해진 증거라고 할 수 있다. 눈은 뇌의 일부가 표면에 나타난 유일한 곳이므로 뇌나 신경의 피로가 민감하게 나타난다.

이밖에도 눈을 지나치게 사용함으로써 오는 안정피로도 있다. 특히 차를 운전하는 사람은 눈의 피로가 심하므로 이 안마를 계속적으로 해주는 것이 좋다.

눈 주위에 대한 안마

(1) 눈 위에 거즈나 깨끗한 손수건을 대고 검지와 장지

를 나란히 해 손끝으로 압박한다. 무딘 통증이 느껴질 정도로 30초에서 1분 정도 눌러 준다.

(2) 눈이 피로하면 눈에서 빛이 나는데 이때 손을 떼면 좋아진다.

(3) 눈 주의 근육을 두 손가락으로 안무한다.

17. 노안(老眼)

눈의 건강은 전신의 건강을 지키는 것과 무관하지 않다. 노안이 엄습해 올 때는 체력의 쇠퇴가 시작되는 시기이다. 우리 눈의 조절 능력은 나이가 들면서 점점 쇠퇴해져 간다. 아래 도표에서 보는 바와 같이 급경사로 감퇴되어 간다.

45세 정도가 되면 2.5D 정도까지 떨어지고 40cm 정도 떨어지지 않으면 보이지 않게 된다.

왜 이렇게도 조절력이 떨어지는가 하면 노화에 의해 수정체와 모양근의 탄력이 소실되어 수정체가 두꺼운 채로 내버려져, 가까이의 물체에 핀트를 맞출 수가 없게 되어버리기 때문이다.

노안이란 이 조절력이 듣지 않는 상태를 가리켜 하는 말이다.

신문이나 책 등을 읽을 때, 가장 읽기 쉬운 거리라고 한다면 대개 25~30cm이다. 그렇기 때문에 40cm 정도까지 떨어지지 않으면 읽기 어려운 사람은 그 분량만큼의 조절력을 다른 데에서 보충하지 않으면 안 된다. 이 부족한 조절력을 끌어 올려주는 것이 다름 아닌 노안경(老眼鏡)의 역할이다.

30cm 정도 떨어져도 신문의 글자를 읽기 어렵고, 피곤해서 계속 읽기 어려우며, 방의 조명이 어둡다고 느꼈을 때는 노안의 예고이다. 단지, 노안이 시작되는 무렵은 백내장 등 눈의 성인병도 많이 발생하기 쉬운 시기이기도 하기 때문에 안과의나 필요할 때에 안과의가 소개해 주는 안경점에서 검안을 하도록 한다.

제 10 장 웃음과 미

1. 웃음이란?

웃음이란 높은 감정반응으로 비교적 고상한 지적 생활이나 사회생활에 부수하여 표출된다. 사람은 기쁘거나 만족스러울 때, 슬프거나 어처구니없을 때, 남을 업신여기거나 비웃을 때 안면근육을 함께 움직여서 일정한 표정을 짓는다. 이러한 반응을 총칭하여 웃음이라 한다.

다음 선인들의 정의를 보자.

- 플라톤 - 질투의 감정에 쾌감이 가미된 것이 웃음이다.
- 데카르트 - 자기와 비교해서 타인의 단점과 불완전성을 보고 자신의 우월성을 느끼는 것이 웃음을 유발한다.
- 홉스 - 돌연히 나타난 승리의 감정.
- 칸트 - 무엇인가 중대한 것을 기대하고 바짝 긴장해 있을 때 예상 밖의 결과가 나타난다. 그 순간 갑자기 긴장이 풀려 우스꽝스럽게 느껴지는 감정의 표현.
- 쇼펜하우어 - 추상적으로 생각했던 일과 현실 사이의 불일치를 갑자기 파악했을 때 웃음이 유발된다. 예를 들면 귀부인이 바나나를 밟고 넘어진다거나 어린이가 어른의 바지를 입었을 때 등이다.

· 자스틴 - 놀람과 기대의 어긋남에서 웃음이 생긴다.

2. 웃음은 아름다움의 원천

얼굴에 미소를 머금고 있는 사람은 누가 봐도 매력적이다. 이는 마음과 몸이 균형과 조화를 이루고 있는 상태라 할 수 있다. 마음속에 기쁨이 넘치면 얼굴에 비로소 웃음이 나타나게 된다. 이와 반대로 마음에 불만이 있으면 얼굴에는 미소가 사라진다. 억지로 웃는 것은 아름답게 보이지 않는다.

그러므로 반드시 마음 속 깊은 곳에서 기쁨이 우러나오고 그 기쁨이 얼굴에 이르러서는 웃음으로 드러나도록 해야 한다.

이렇듯 아름다워지기 위해서는 어떤 상황이든지 간에 긍정적이고 낙관적인 마음을 가지며 편안한 심정을 유지해야 한다. 그렇게 되면 얼굴에는 자연스럽게 미소가 떠오르게 되고 그 미소는 모든 사람들에게 즐거움을 줄 것이다.

그러나 세상을 살다보면 화가 나는 일도 많고 언짢은 일도 많다. 이 같은 상황에 처하면 곧 불안해지고 조바심이 나기 마련이다. 이런 상황에서도 웃을 수 있을까?

그러니 아름다워지기 위해서는 웃어야 한다. 이를 위하여 효과가 있는 방안 하나를 소개한다. 바로 명상법을 행할 것을 권하고 싶다. 번뇌의 일을 만났을 때 이 명상법을 시행하면 감정을 억제시키게 되어 당신을 더욱 아름답게 만들어 줄 것이기 때문이다.

3. 스트레스와 웃음

스트레스를 줄이는 12가지 방법

(1) 일주일에 3~5일간은 30분간 땀을 내며 운동하라.

(2) 긴장완화의 기술을 습득하라.

(3) 카페인 섭취를 막아라.

(4) 육류의 섭취를 줄이고 신선한 채소와 과일을 많이 먹으라.

(5) 시간을 내어 사색하라.

(6) 오락 활동을 하라.

(7) 충분한 수면을 취하라.

(8) 더 많이 미소 짓고 웃으라. 감정적 무게를 줄이기 위해 유머를 사용하라.

(9) 매일 삶의 축복을 헤아려 보라.

(10) 혼잣말로 자신을 긍정적으로 칭찬하라.

(11) 용서하라.

(12) 낙천적으로 살라.

버트 교수 팀은 몇 차례의 실험을 통해 웃음에 대한 다음과 같은 결론에 도달했다. 웃음은

(1) 에피네프린과 도파민 같은 스트레스 호르몬의 감소를 가져온다.

(2) 다른 세포의 도움 없이 종양과 바이러스를 공격하는 백혈구(Natural killer cells)를 양과 활동에서 증가시킨다.

(3) 면역체의 반응을 조직하는데 도움을 주는 T세포를 증가시킨다. 또한 웃음은 T세포에게 어떤 일을 하도록 준비시키도록 활성화한다.

(4) 호흡기관에서 염증을 막아주는 항체 면역글로빈 A를 증가시킨다.

(5) 면역체를 준비시켜 바이러스를 공격하고 세포의 성장을 조정하는 호르몬인 감마 인터페론을 증가시킨다.

(6) 임파절 주변에 모여 해로운 미생물체를 대항하는 항체를 생성하는 B세포를 증가시킨다.

(7) 항체가 감염되었거나 제 기능을 발휘하지 못하는 세포를 물리치도록 돕는 보조 세포 3을 증가시킨다.

다음 다른 기관의 주장을 보자.

미 합킨스 베이뷰 병원은 지역사회 정신건강 홍보책자에 다음과 같이 웃음의 효과를 열거하고 있다.

웃음은

(1) 순환기관을 청소한다.

(2) 소화기관을 자극한다.

(3) 심장박동수와 혈액순환을 높인다.

(4) 혈압을 내려준다.

(5) 근육의 긴장을 완화한다. (얼굴 피부의 근육도)

(6) 엔돌핀의 분비가 증가한다.

(7) 스트레스, 긴장, 근심을 해소해 준다.

또한 다음과 같은 보고서도 있다.

1996년에 <유머와 치유력>의 저자인 캐나다의 캐트린 펜윅 씨는 작업장에서의 웃음이 얼마나 작업 능률 향상에 효과가 있는가를 다음과 같이 지적하고 있다.

(1) 스트레스 레벨을 줄여 준다. 웃음은 직원들의 무력증을 예방해 준다.

(2) 사기를 높여 준다. 15%의 사지 진작은 40%의 생산력을 증대시킨다.

(3) 변화에 대한 적응력을 향상시킨다.

(4) 의사 소통력을 계발시킨다. 직장에서는 문제 해결을 위한 의사 소통력이 매우 중요하다. 대화가 단절되거나 대화가 매끄럽지 못하면 당면 문제를 해결하지도 못할 뿐더러 스트레스의 원인이 된다. 그러나 웃음은 인간대화에 매우 효과적이다.

(5) 싫증을 없애주고 창의력을 증가시킨다. 우리가 웃을 때 웃음은 우리의 두뇌를 자극하여 창의력을 발휘할 수 있는 화학물질이 생성된다.

(6) 자신감을 세워준다. 일터에서의 자신감은 추진력과 성취도를 높여준다.

4. 화는 생명의 단축

화를 내는 노기는 혈압을 상승시킨다. 울화가 극도에 달하면 분사(噴死)를 조래한나.

윌리엄스 박사는 <노기는 사람을 죽인다>라는 저서를 통해 감정과 육체의 관계를 과학적으로 고찰했다.

이 책에 의하면 성을 잘 내는 사람은 낙천적인 사람에 비해 50세 이전에 죽는 확률이 5배 이상 높다고 한다.

만성불안형의 사람은 끽연, 폭주, 과식 등의 나쁜 습관에 빠져 건강을 해치게 되는 것이 십상인데, 적의나 한과 같은 감정을 오래 간직하고 있으면 병에 대한 면역력이 저하되기 때문에 편두통을 자구 일으켜 위궤양, 암, 뇌출혈 등의 질환에 걸리기 쉽나고 한다.

이에 대해 미국의 엘머 게이츠 박사는 인간이 토해 내는 숨을 가지고 매우 흥미 있는 실험을 했다.

<감정과 육체의 관계>

감정의 구분	빛 깔	성 분
화를 낼 때	밤 색	무서운 독소 화학물질 증가
슬퍼하거나 고통을 느낄 때	회 색	독소 화학물질 증가
후회할 때	분홍색	독소 화학물질 증가
기쁠 때	청 색	각성 호르몬과 엔돌핀의 분비 증가

게이츠 박사는 화를 내고 있는 사람, 슬픔과 고통에 빠져 있는 사람, 후회로 괴로워하는 사람, 기뻐하는 사람들이 토해 내는 숨을 채취하여 액체공기로 냉각시켜 보았다. 그 결과 침전물이 생겼는데, 이 침전물의 빛깔이 호흡을 할 때의 감정에 따라 달라지는 것을 발견한 것이다.

게이츠 박사는 감정에 따라 빛깔을 달리하는 침전물의 성분을 분석하여 위와 같은 도표를 도출해 냈다.

기쁠 때 발생하는 여러 호르몬과 엔돌핀은 인체의 노화를 방지하고 활력을 넘치게 하지만, 화를 낼 때나 고통을 느낄 때 발생하는 독소 화학물질은 건강에 치명적인 악영향을 미친다는 것이다.

게이츠 박사는 감정에 따라 빛깔과 성분을 달리하는 침전물을 쥐에게 주사했다. 그 결과 밤색 침전물을 주사 맞은 쥐는 불과 수분 만에 죽었고, 청색 침전물을 주사 맞은 쥐는 처음보다 월등히 활력이 넘쳤다고 한다. 따라서 만일 한 사람이 1시간 동안 계속해서 화를 낸다면 80명을 죽일 정도의 독소를 발생한다는 것이 게이츠 박사의 실험 결과이다.

5. 병은 마음에서

우리의 몸은 정신에 종속되어 있다. 당신의 생각이 부정적인 것으로 계속되면 당신의 육체는 어느 날 순식간에 질병과 부패의 늪 속으로 빠지게 된다. 실패라는 것도 부패하고 부정한 생각의 산물에 지나지 않는다.

병든 생각은 병든 육체로 나타난다. 질병에는 여러 가지 복합 요인이 작용하지만 심리적인 갈등이 가장 큰 몫을 차지한다고 한다. 근심, 걱정, 시기, 질투, 심술궂은 마음은 육체의 노화를 가속화시킴과 동시에 온갖 질병을 유발시킨다.

스트레스가 만병의 근원이라는 것은 누구나가 알고 있는 사실이다. 스트레스는 암을 비롯하여 소화성 궤양, 궤양성 대장염, 기관지천식, 고혈압, 두통 및 편두통 등의 주원인이 되는데 소위 '신경성 질환'에 걸리는 사람의 성격은 비관적이고 내성적인 경우가 대부분이라고 밝혀지고 있다.

6. 웃음과 건강

우리 인간은 대부분 건강하게 태어났지만 거친 세상을 살면서 건강을 잃게 되고 결국은 병들어 세상을 하직하는 비극을 맞게 된다. 생명과 건강은 인간이 가장 중요시하는 것이기에 우리의 주변에 그렇게 많은 병원과 약국이 있고, 한의원들이 즐비한 것이다. 뿐만 아니라 건강원이라는 이름을 걸고 개구리, 뱀, 자라, 미꾸라지, 까마귀, 웅담, 죽염, DHEA 등을 파는 가게들이 곳곳에 있다.

우리들이 너무도 흔하게 생각하는 웃음이 건강을 가져다주는 신비한 보약이고, 심지어 상당 부분의 병을 고치는 치료제로 각광을 받고 있다는 것은 우리들에게 호기심을 갖게 하기에 충분하다. 이것은 가끔 한번씩 유행처럼 지나가는 대체 민간요법이나 신비적 요소를 가진 건강법이 아니라 정통 의학에서 의학적 근거를 바탕으로 한 웃음의 재발견이라는 것이다.

웃음 건강학이 각광을 최근에 받게 된 것은 노만 커신스(Norman Cousins) 때문이라고 볼 수 있다. 그는 미국의 유력한 잡지 토요 리뷰(Saturday Review)의 편집장을 지낸 언론인이었다. 그 사람은 50세로 1964년 8월 강직성 척수염이라는 희귀한 관절염에 걸려 의사로부터 회복될 가망이 없다는 진단을 받았다.

이 병은 500명 중에 한 사람이 회복될 수 있는 치명적인 병이다. 이 병은 골절 마디마디에 염증이 생겨 심지어 손가락도 굽히지 못하는 극심한 고통이 수반되는 병이었다. 의사는 이 질병이 중금속 오염으로 인해 발생했다고 지적하고 있다.

커신스씨는 이런 극한적인 절망의 순간에 언젠가 읽었던 캐나다 의사 한스 셀리(Hans Selye) 박사가 저술한 <삶의 스트

레스>라는 책이 생각났다. 이 책에서 저자는 부정적인 사고나 감정은 육체에 화학적 변화를 가져오며 부신호르몬을 마르게 한다고 했다. 그리고 스트레스는 많은 질병의 원인이 된다고 지적하였다. 커신스는 이 원리를 굳게 믿었다.

전문의일수록 과학을 맹신하는 경향이 있고 안정이니 웃음이니 희망이니 하는 의학 외적 요소엔 관심을 두지 않는 면이 있으나 그의 주치의 윌리엄 힛지그(William Hitzig)씨는 좀 달랐다. 오랜 친분을 통해 마음을 나누는 사이기도 했거니와 희망과 용기, 즐거운 정서가 질병 치료에 큰 도움이 될 것이라는 긍정적인 견해를 갖고 있던 의사였는지라 커신스씨의 견해에 호의적이었던 것이다.

그는 바로 코미디 영화를 보기 시작했다. 웃음의 효과는 나타났다. 병실을 병원에서 호텔로 옮겨 친구들과 같이 웃음을 자아내는 영화를 보았다. 혼자보다는 여러 사람이 모여서 웃을 때 33배나 더 웃을 수 있다고 한다. 그는 병마에서 벗어난 후 <질병의 해부>라는 책을 1968년에 발간하여 베스트셀러가 된 바 있다. 그는 말년에 UCLA 의대 교수로 있다가 75세까지 건강하게 살았다. 1989년에는 <희망의 생물학>이라는 저서도 남겼다.

웃음이 건강과 치료에 큰 효과가 있다는 것은 커신스씨가 처음 발견한 것은 아니다. 구약성경에 마음의 즐거움은 양약이라고 했고, 세계 각국에서 웃음이 병을 고친다는 얘기가 전해 내려오고 있다. 서기 1300년경에 프랑스의 의과대학 교수

였던 헨리 드 몬더빌레(H. De Mondeville)는 다음과 같이 가르쳤다.

“의사는 환자의 기쁨과 행복 같은 생활의 전체적인 국면을 돌보아 주어야 하며, 환자의 친척이나 가까운 친구가 그를 흥겹게 하도록 허락해야 한다. 그리고 환자에게 우스개 소리를 들려줄 누군가를 초청해야 한다.”

17세기의 영국의 의사 토마스 시던햄(Sydenham)은 “마을에 좋은 광대들이 오는 것은 당나귀 20필에 실은 약보다 건강에 더 좋다”고 말했다. 영국의 프랜시스 베이컨(F. Bacon)은 마음의 즐거움이 건강에 좋다고 했고, 로벗 버튼(R. Burton)도 웃음이 피를 깨끗이 하고 젊고 활기차며 건강한 삶을 할 수 있다고 했다. 임마누엘 칸트(I. Kant)도 비슷한 말을 그의 저서에 기록했다. 웃음의 임상학적 연구로 잘 알려진 로마 린다 의과대학을 1902년 설립한 엘렌 화윗(Ellen White) 여사는 질병의 90%는 마음의 즐거움과 기쁨이 건강에 중요하다고 강조했다. 지그문드 프로이드는 1905년 <유머와 무의식과의 관계>라는 책에서 유머, 위트, 웃음은 걱정, 공포, 분노와 다른 부정적인 감정을 극복하는 방어기제가 된다고 했다. 이런 프로이드의 지적에 따라 정신분석학을 공부한 심리학자나 정신과 의사들은 환자들을 치료하는 일에 웃음을 폭넓게 이용해 왔다.

스탠퍼드대 의과대학의 윌리엄 프라이(William Fry) 교수는 미국에서 웃음치료학의 체계를 세운 의사인데 그는 일찍부터 웃음과 유머가 건강에 효과 있다는 것을 발견하고 <치료제로서의 웃음>이라는 책을 펴냈고, 1971년과 86년에 웃음과 심장, 순환계의 임상학적인 상관관계를 밝혔다. 그는 특히 폭소는 건강에 대단한 효과를 보인다고 평가했다.

웃음을 임상적으로 연구한 선구자 중 미국의 베라 로빈슨(V. Robinson) 박사를 꼽는다. 그는 캘리포니아 주립대(Fullerton) 간호대학의 교수였다. 그녀는 의료진들에게 웃음의 사용이 왜 중요한가에 대한 논문으로 박사학위를 받았고, 후에 최초의 웃음요법 교과서인 <유머와 의료진>이라는 책을 발간하였다.

캐나다의 심리학자 허버트 레프코트(H. Lefcourt)와 로드 마틴(R. Martin)은 1986년에 <유머와 라이프 스트레스>라는 책에서 스트레스와 정서 반응에 대한 연구 결과를 밝혔는데, 특히 웃음과 유머에 대하여 집중적으로 조명했다. 이들 학자들의 주장에 따르면 스트레스를 해소하는 많은 방법 중에 유머와 웃음이 가장 탁월한 결과를 가져다준다고 한다.

웃음요법에 대한 의학적인 근거는 로마 린다(Loma Linda) 의과대학교의 두 명의 교수에 의해 전환기를 맞게 되었다. 리버트 교수와 스탠리 탠 교수는 웃음과 면역체에 대한 연구로 전세계 의학계에 비상한 관심을 불러 일으켰다. 이들은 웃을 때 체내에서 병균을 막는 항체인 인터페론 감마 호르몬이 많이 분비된다는 것을 발견했다. 1996년 4월 캘리포니아주 산타모니카에서 개최된 심리신경면역학 연구학회의 연례 모임에서 버크 교수는 이 발견을 발표하여 이 방면의 의학계 권위자가 되었다.

웃음의 치유적 능력에 대하여 홍보하고 있는 사람을 꼽으라면 캘리포니아 데이비스에 살고 있는 패티 우턴(P. Wooten)씨를 꼽는다. 그녀는 이미 간호사들을 위한 웃음 교본을 두 권 저술했고 1996년도 세계웃음요법학회 회장을 맡았었다. 그녀는 그녀의 책에서 "전통적인 의과대학에서 웃음을 치료제로 가르치지는 않지만 상황은 바뀌고 있다."고 지적하면서 앞으로 간호대화 의대에서 웃음요법이 정규 과목으로 채택될 것이라고 전망하고 있다.

정신과 생리의 상관관계를 연구하는 심리신경면역학은 현재 활발하게 연구되고 있는 의학 분야 중의 하나이다. 물론 현재까지 나온 여러 가지 임상학적 보고서에도 불구하고 웃음요법이 기존의 치료법을 대체하는 것은 아니다. 하지만 병원에서 기존의 치료법에 의해 치료를 받고 있더라도 웃음요법을 이용하면 더 빨리 회복되는 결과를 볼 수 있다는 것이다. 이런 면에서 웃음요법은 기존의 의료기관을 전면 부인하는 다른 대체의학과는 구별된다.

커신스씨를 통해 불붙은 웃음의 의학적 효력에 대한 연구는 현재 전 세계적으로 확산되고 있으며 이젠 미신적인 대체의학으로 치부해 버리기에는 그 규모나 연구 성과가 너무도 엄청나게 커지고 말았다.

7. 웃음이 건강에 미치는 영향

(1) 웃음은 최고의 의술

동의보감에 "웃음은 보약보다 좋다"라는 말이 명문화되어 있는 말이다. 웃으면서 유쾌하게 지내는 것이 육체와 정신에 가장 좋은 건강법이라는 사실은 동서고금이 공통으로 주장한 건강의 진리이다.

최근에 발행된 프랑스의 보건전문지 <상테>에 따르면, 프랑스 의사들이 꼽는 가장 좋은 약은 '웃음'이라고 밝혔다.

프랑스 의사들은 그 이유를 웃음은

① 허파와 기도를 확장시켜 공기의 유입과 배출을 촉진시켜주며, 상부 호흡기를 정소해 호흡을 정상화시킨다.

② 자율신경계에 자극을 주어 동맥과 심장 등 순환계의 작용을 도우며, 장과 간의 작용을 촉진시켜 소화를 돕는 작용을 한다.

③ 웃으면 호흡이 깊어져 공기를 하복부까지 들이마시게 되므로 복구근육운동을 촉진시켜 변비를 치료한다.

④ 침과 기타 소화액의 분비를 촉진시켜 콜레스테롤 증가를 억제한다.

⑤ 각종 통증을 완화시키고 억제한다.

프랑스 의사들은 이런 이유를 들어 웃음은 의학적으로 그 효능이 입증되는 탁월한 치료제라고 했다.

웃으면 '엔돌핀'이 생기고 따라서 '티 임파구'가 강해지며, 우리 몸에 침입하려는 모든 병균을 물리쳐준다. 따라서 웃음은 우리 건강을 위한 즉효약이라고 말해도 과장은 아닐 것이다.

반대로 사람이 화를 낼 때는 우리 두뇌에서 '아드레날린'이란 호르몬이 나오는데 이것은 티 임파구를 매우 약하게 만든다고 한다.

그러니 우리 조상들이 일찍이 '일소일소 일노일로(一笑一少一怒一老)'라고 말한 삶의 지혜는 얼마나 과학적인가.

(2) 웃음은 고통에 대한 저항능력을 높임

웃음을 통한 기분전환이 고통과 불안에 저항하는 능력을 증가시켜 준다는 사실은 심리학자의 실험에서도 나타났다. 심리학자 로세마리 코간은 웃음의 효과를 알아보기 위해 통증을 호소하는 학생들을 대상으로 실험을 실시해 이런 결론을 도출해 냈다.

"웃음은 근육의 긴장을 완화시키고 통증에 대한 환자의 태도를 변화시켜 고통에 대한 저항능력을 20%나 더 높여 준다."

다시 설명하면 웃음은 인체 내 각성 호르몬과 천연모르핀인 엔돌핀의 분비를 증가시켜 각종 경련상태를 예방하고 완화시킨다는 사실이 밝혀졌다.

(3) 많이 웃는 사람은 장수함

의학 연구팀에 의하면 사람이 웃으면 알칼리 체질, 울거나 화를 내면 산성 체질이 된다고 한다.

미국의 굿맨 교수는 "만약 사람이 하루에 열다섯 번만 웃을 수 있다면 환자는 지금의 반수로 줄어들 것이다."라고 말했다.

백 번의 웃음은 10분간 노를 젓는 것만큼이나 심장근육에 활력을 준다는 것은 의학적으로 입증된 사실이다. 따라서 마음이 유쾌하면 혈액순환이 잘되어서 건강 치병에 크게 도움이 되는 것이다. 반면에 마음이 불유쾌하면 몸속에 독이 생겨서 피가 흐려지고 잘 돌지 않기 때문에 건강을 해치게 되는 것이라고 했다.

(4) 장수하려면 낙관주의가 되어야

<동의보감>에서는 건강하게 장수하려면 마음의 다섯 가지 사항에 주의할 것을 지시하고 있다.

① 명성을 얻기 위해 너무 애쓰지 말라. 사리사욕을 억지로 추구하는 행위는 단명을 초래한다.

② 대범하라. 사소한 일에도 신경을 쓰고 화를 잘 내는 사람, 너무 자주 감격하는 사람은 장수하지 못한다.

③ 언행을 조심하라. 말과 행동이 정도를 벗어나면 장수하지 못한다.

④ 과음·과식하지 말라. 술과 음식을 많이 섭취하면 장수하지 못한다.

⑤ 정신을 피로하게 하거나 절제 없는 생활을 반복하면 장수하지 못한다.

8. 웃음의 작용

(1) 건강작용

웃음이 건강에 미치는 영향은 동양의 동의보감이나 최근 서양의 의학자에 의해 많이 증명되고 있다.

웃음이 건강에 미치는 영향은 별항에서 자세히 다루고 있다.

(2) 친화작용

우리가 사회생활을 하면서 모르는 사람을 처음 대한다는 것은 피차에 약간의 긴장감을 느끼게 한다. 이럴 때 웃음을 곁들이면 긴장감은 순간적으로 사라지고 마치 오래 사귀어온 사이처럼 친근감을 느끼고 대화를 부드럽게 이끌어가게 되는 경우를 가끔 경험하게 된다.

웃음은 모든 사람의 마음과 마음을 하나로 엮어주는 융화작용 및 친화작용을 하고 있다. 웃음은 인간관계의 윤활유 역할을 한다. 유머는 인간관계의 문제를 푸는 열쇠가 되기도 한다.

(3) 집중작용

강연 서두에 모두가 웃을 수 있는 이야기를 함으로써 청중이 집중하게 된다. 특히 졸릴 때 웃기는 이야기는 잠을 깨게 한다.

9. 웃음과 엔돌핀(Endorphin)

1975년 영국의 애버딘 대학교 생화학자 한스 코스터리츠(H. W. Kosterlitz) 박사는 뇌에서 생성되는 엔케팔린(Enkephalins)을 발견하고 다시 연구를 계속하여 아편 같은 기능을 가지면서도 모르핀(Morphine)보다 200배 더 강한 모르핀을 발견하고 이것을 체내의 모르핀이라는 의미로 엔돌핀이라고 명명하였다.

영국에서 코스터리츠 박사와 그의 제자 존 휴즈스(J. Hughes) 박사가 이 신경 호르몬을 발견하던 비슷한 때에 미국의 존스 홉킨스 대학교의 솔로몬 스나이더(S. Snyder) 교수도 동물의 뇌에서 아편과 같은 효과를 내는 물질을 발견하였다.

이후 엔돌핀에 대한 연구는 더욱 왕성해졌으며 베타 엔돌핀, 감마 엔돌핀, 알페네오 엔돌핀, 다니놀핀, 프로엔케파린 등의 다양한 엔돌핀들이 속속 보고 되었다. 특히 골드 스타인 박사가 발견한 다니놀핀은 엔돌핀의 700배 이상의 진통 효과가 있는 강력한 호르몬이다. 하지만 곧 이어 다니놀핀보다 더 큰 효과를 가진 펩타이드 엔케파린(ECPs)이 발견되었다.

엔돌핀은 지금까지 알려졌던 중독성이 있는 진통제가 아닌 중독이 되지 않는 천연 진통제이다. 몸에 통증이 발생하면 신경 호르몬인 엔돌핀이 생성되어 즉시 그 고통을 막아 준다. 지금까지 알려진 엔돌핀의 기능으로는 신경 활동을 통제하여 근심 걱정들을 덜어주고 뇌의 기능을 도우며 몸의 통증을 막아 주는 것 등이 있다. 그리고 혈액 속에 순환하면서 호르몬의 기능을 발휘하고, 긴장을 조절하고 심장활동을 도와주며,

암환자들에게 치료의 효과를 나타낸다. 특히 엔돌핀은 스트레스의 가장 좋은 치료제로 알려지고 있다.

운동선수들이 거칠게 태클을 당하고 넘어져 깨어지고 찢어져도 별다른 통증을 느끼지 못하는 것은 바로 엔돌핀의 분비와 관련되며 성관계에서 경험하는 절정감인 오르가즘(Orgasm)이 엔돌핀과 연관 있다는 것도 최근 밝혀졌다.

엔돌핀이 체내에서 자동적으로 생성되는 것은 아니다. 이것은 마음의 감정과 관계를 맺고 있다. 마음이 기쁘고 즐거우면 엔돌핀은 많이 생성되지만 우울하고 속상하면 엔돌핀과 정반대의 효과를 내는 아드레날린이 생성된다. 아드레날린의 과다 분비는 심장병, 고혈압, 노화촉진, 노이로제, 관절염, 편두통 등의 원인이 된다는 연구 논문들이 발표되고 있다.

그리고 한번 분비된 엔돌핀의 절반은 대개 그 효과가 5분 정도이다. 그러므로 계속하여 체내에서 엔돌핀의 효과를 얻기 위해서는 엔돌핀을 생성시키는 웃음이 가장 효과적인 촉진제이다. 상황이 어떠하든지 우리의 몸이 얼마나 아프든지 상관없이 우리가 웃을 수만 있으면 우리의 체내에서 모르핀 보다 수백 배 더 강한 엔돌핀이 생성되어 고통 속에서 우리를 보호해 준다는 사실이 알려졌다.

10. 웃음의 치유력

웃음은 현대인들의 가장 무서운 질병의 원인이 되는 스트레스에 대한 최고의 해소책이고, 스트레스 자체의 발생을 미리 막아주는 예방주사이다. 웃음은 체내에서 면역계를 강화시켜 세균의 침입이나 확산을 막아주며, 엔돌핀이라는 강력한 천연적 진통제를 분비시켜 육체의 고통을 경감시켜 준다.

1996년 2월27일자 뉴욕타임즈에는 “웃음은 여러 가지로 유익하다”라는 제목으로 미국사회에서 확산되고 있는 웃음요법에 대한 기사를 게재했다. 이 기사를 요약하면 다음과 같다.

아기들은 생후 2~3개월부터 웃기 시작하여 급속하게 웃음의 횟수가 많아진다. 보통 6세의 아이의 경우 하루에 300회 웃는다. 하지만 성인이 되면 하루 100회에서 15회 정도 웃으며 개인에 따라 차이가 있지는 하지만 점점 줄어든다.

학자들은 우리가 크게 웃을 때 신체에서 혈액순환을 증가시키고 상체의 근육을 운동시키며 심장 박동수를 높여주며 허파에서 노폐된 공기를 바깥으로 내보내준다고 말한다. 로마 린다 의대의 리 버트 교수의 실험에 의하면 웃음이 면역계와 신경내분비계에 큰 영향을 미친다고 했다. 웃음은 체내에서 스트레스 호르몬인 코티졸과 에피네프린의 양을 줄여 주고, 동시에 몸의 항체인 T 세포와 NK 세포 등 각종 항체를 분비시켜 더욱 튼튼한 면역체를 갖게 한다.

스탠포드 의대의 윌리엄 프라이 박사는 <약으로서의 웃음>이라는 책에 웃음의 생리적 효과를 다음과 같이 요약했다.

(1) 뇌하수체에서 엔돌핀이나 엔케팔린 같은 자연 진통제가 생성된다.

(2) 부신에서 통증과 신경통과 같은 염증을 낫게 하는 신비한 화학물질이 나온다.
(3) 동맥이 이완되었기 때문에 혈액의 순환과 혈압이 낮아진다.
(4) 웃음은 신체의 전 기관에 긴장완화를 준다.
(5) 웃음은 혈액내의 코티졸(Cortisol)의 양을 줄여든다.
(6) 스트레스와 분노, 긴장의 완화로 심장마비를 예방한다.
(7) 웃음은 심방 박동수를 높여 혈액 순환을 돕고 몸의 근육에 영향을 미친다.
(8) 뇌졸증의 원인이 되는 순환계의 질환을 예방한다.
(9) 암 환자의 통증을 경감시킨다.
(10) 3~4분의 웃음은 맥박을 배고 증가시키고 혈액에 더 많은 산소를 공급한다.
(11) 가슴과 위장, 어깨 주위의 상체 근육이 운동을 한 것과 같은 효과를 얻는다.

학습활동에서의 유머를 연구한 엘 앤드슨(L. W. Anderson) 씨는 다음과 같은 결론에 도달했다.

웃음은,

(1) 학습 이해와 기억을 돕는다.
(2) 학급에서 긍정적인 학습 분위기를 만들어 준다.

(3) 학생들의 학습 참여도를 권장한다.
(4) 학생들의 주의력을 잡아준다.
(5) 인지적 발달을 돕는다.
(6) 바람직하지 못한 행동을 막아 준다.
(7) 학생들의 자긍심을 계발한다.
(8) 학생과 교사의 삶의 질을 높여 준다.
(9) 고민감을 줄여 준다.

펜실베니아주 웨스트 체스터 대학교의 연구진은 유머감각이 뛰어난 학생들은 학업생활의 각종 스트레스를 긍정적인 태도로써 극복한다는 것을 발견했다. 또한 학습과정에서 웃음은 학생들에게 흥미를 유발하고 지식과 정보에 대한 기억력을 증진시키고 교사와 학생간의 학습을 가로막는 감정적 장애가 되는 긴장을 완화시켜 준다고 했다.

캘리포니아대(UCLA) 통증치료소의 책임자였던 데이빗 브레슬러(Bresler) 박사는 극심한 통증을 호소하는 환자들에게 한 시간에 두 차례씩 거울을 보고 웃게 하였다. 심지어 가짜 웃음을 웃는 사람도 상당한 효과를 보는 것을 발견했다.

오하이오 주립대의 낸시 렉커(Reckcr) 교수는 '웃음은 참으로 좋은 약이다'라는 기사에서 웃음의 효력을 다음과 같이 요약하고 있다. 웃음은,

(1) 힘을 준다.

(2) 극복할 능력을 준다.

(3) 상호간에 대화와 마음의 통로를 열어 준다.

(4) 긴장감을 완화하여 준다.

(5) 분노를 몰아내고 공격성을 없이한다.

(6) 학습효과를 높여 주고 기억력을 증진시킨다.

(7) 진단의 도구로 사용될 수 있다.

미 아리조나주의 패트릭 플래너갠(Flanagan) 박사는 웃음이 체내의 안전밸브이고, 스트레스 호르몬을 감소시키고 엔돌핀 같은 유익한 호르몬을 대량 생성한다고 보았다. 심지어 '거짓 웃음(Faking laughter)'도 진짜 웃음과 비슷한 화학적 반응이 체내에서 일어난다고 주장하고 일부러 웃는 척해도 그런 행동은 진짜 웃음으로 바뀐다고 했다.

웃음은 과거나 지금이나 인간 생활에 뗄래야 뗄 수 없는 감정의 표시이고, 이 인간의 독특한 감정은 마음의 즐거움과 행복뿐만 아니라 신체의 건강을 가져다주는 치유제로 재발견되고 있다. 미국의 경우 4월은 '전국 유머 강조의 달'로 제정하여 각지에서 각종 행사를 거행한다.

지금까지 열거한 것 외에도 웃음과 건강 관계를 연구한 여러 논문들은 다음과 같은 웃음 생리적 효과를 지적하고 있다.

(1) 몸의 면역체를 강하게 한다.

(2) 육체적 고통을 완화시킨다.

(3) 몸의 온도를 적정 수준으로 높여준다.
(4) 살 빼기 운동을 돕는다.
(5) 불면증을 고쳐준다.
(6) 감기에 덜 걸린다.
(7) 혈압을 내려 준다.
(8) 심장혈관 기능을 강화시켜 준다.
(9) 위산을 줄여 준다.
(10) 암의 확산을 늦추어 준다.
(11) 산소 소비를 줄여 준다.
(12) 관절염 증상을 완화해 준다.
(13) 천식 증상을 완화해 준다.
(14) 수명을 연장해 준다.

11. 웃음은 좋은 화장

웃음과 울음은 비슷한 생리현상이다. 멀리서 보면 웃음과 울음이 구별되지 않을 때도 있다. 잘 울지 않는 사람은 잘 웃지도 않는다. 웃음과 울음은 감정의 배설작용이다.

물이 가득 차면 넘쳐흐르듯 슬픔이나 즐거움이 지나치면 울음이나 웃음이 나온다. 웃거나 울고 나면 몸과 마음이 후련해진다.

이 사회의 폭력성은 울음을 잃어버린데 서 나온다고 한 정신치료학자도 있다. 실제로 아이들이나 여성들은 더 잘 울고 덜 폭력적이다.

잘 울지 않는 사람이나 울음에 대해 부정적으로 생각하는 사람들은 위궤양이나 장염에 잘 걸린다는 연구결과도 있다.

웃음과 울음은 비슷하지만 다른 점도 많다. 울음은 고통을 참아내고 웃음은 고통을 뛰어 넘는다. 울음은 안으로 파고들지만 웃음은 밖을 향한다. 우는 사람은 자신의 고통만을 바라보지만 웃는 사람은 세상에 자신을 열어둔다.

"웃음은 울음보다 더 멀리 들린다."는 독일 속담이 있다. 울음은 지난날을 돌아보게 하지만 웃음은 앞날을 바라보게 한다.

웃음은 사람의 얼굴을 아름답게 하지만 울음은 사람의 얼굴을 밉게 만든다. 여성들에게 웃음은 좋은 화장이지만 울음은 화장을 망가뜨리는 애물이다. 화장을 고치는 것보다 돈 들이지 않는 화장이 더 낫지 않은가?

눈물은 짜다. 그러나 소금물은 아니다. 눈물에는 사람의 고통과 설움, 그리고 노력이 배어 있다. 실제로 눈물에는 소금기만 있는 게 아니다. 눈물에는 단백질이 들어 있다. 단백질의 양은 눈물의 종류에 따라 다르다. 감정이 격해져 흘린 눈물에는 양파 등의 자극에 의해 흘린 눈물보다 단백질이 많다고 한다.

미국 미네소타대학 프레이 박사의 연구에 의하면 눈물은 스트레스에 의해 쌓이는 해로운 물질을 없애주는 역할을 한다고 한다. 울음은 육신의 정화작용이며 눈물에는 스트레스의 배설물이 들어 있다. 실컷 울고 나면 후련해지는 이유가 여기에 있다.

양극은 서로 통한다. 웃다가 보면 눈물이 나고, 울다 보면 어쩌다 웃음이 나온다. 웃을 때 나오는 눈물도 울 때 나오는 눈물처럼 몸에 쌓인 해로운 물질을 제거하는 기능을 한다. 눈물이 날 정도로 웃고 나면 역시 몸과 마음이 편해진다. 웃음을 참거나 울음을 참아 눈물을 억제하면 그만큼 우리 몸과 마음은 스트레스로 멍이 든다.

신은 인간에게 웃음과 눈물로 몸과 마음을 씻어내는 능력을 주셨지만, 사람은 나이가 들면서 이런 능력을 잊고 살아간다.

12. 웃음은 '뇌의 오케스트라' 이며 정력의 근원

잘 웃는 사람을 보고 '사람 좋다'라고 말한다. 좋은 사람이란 어느 한쪽에 치우치지 않고 균형이 잡힌 태도를 가진 사람일 것이다.

웃음과 유머를 즐기는 사람은 뇌가 골고루 발달해 어느 한쪽에 치우치지 않는다. 윌리엄 & 메리대학의 덕스 박사는 웃음과 유머가 사람의 뇌를 골고루 자극한다고 밝혔다. 사람이 유머를 받아들이면 뇌의 왼쪽이 단어를 분석하기 시작한다. 그 다음 감정을 담당하는 뇌 앞부분의 활동이 늘어난다. 이런 다음 곧 바로 조합기능을 가진 오른쪽 뇌가 움직여 유머라고 느끼게 된다. 끝으로 사람이 웃기 몇 초 전에는 감각을 느끼는 뇌의 뒷부분 활동이 증가한다. 이런 과정을 거쳐 뇌의 델타파가 물결치듯 밀려오다 절정에 도달하면서 웃음이 터져 나온다.

유머는 뇌의 어느 한쪽을 자극하지 보다는 오케스트라의 지휘자처럼 뇌를 골고루 다스려 아름다운 웃음을 만들어낸다. 밝게 터지는 웃음소리는 뇌의 오케스트라가 쏟아낸 아름다운 음악이다. 유머로 뇌의 기능이 균형과 조화를 이룬 사람은 성격이 좋을 수밖에 없다. 사람은 웃음과 유머로 생활과 감정의 균형을 잡을 수 있다. 화난 사람도 옆 사람의 유머와 웃음으로 화를 풀 수 있고 슬프거나 우울한 사람도 웃음과 유머로 마음을 달랠 수 있다.

플로렌스 나이팅게일. 30대 나이에 영국군으로 크림 전쟁에 참전해 '위생' 개념을 도입하여 전쟁터에 창궐하는 콜레라, 이질, 열병 등의 발병률을 감소시키는데 큰 공을 세운 여인. 나이팅게일은 전쟁터에서 밤낮을 가리지 않고 병들고 다친 군인들을 보살펴 후세에 '백의의 천사'의 상징으로 받들어지고 있지만, 그의 뒤안길에는 만성피로라는 어두운 그림자가 있었다.

그녀는 전쟁터에서 돌아온 뒤 극심한 피로로 자신의 몸조차 가누기 힘든 상태에 빠졌다. 밤낮을 가리지 않았던 육체의 피로와 일에 대한 스트레스가 나이팅게일을 '크리미아 열병'에 걸리게 만들었던 것이다. 후세의 학자들은 만성피로증후군을 '플로렌스 나이팅게일병'으로 부르기도 한다.

파블로 피카소. 80살 생일에 젊은 연인과 플라멩코를 췄던

거장. 그는 팔순이 넘어서도 지칠 줄 모르고 그림, 조각, 시, 희곡 등 왕성한 창작욕을 발휘했고 젊은 여인들과 사랑도 즐겼다. 그의 얼굴에는 늘 웃음이 가득했다.

유머와 웃음은 마음을 열어 주고 사물을 새롭게 느끼게 한다. 피카소는 유머와 웃음으로 끊임없이 자신의 예술세계를 변화시켜 행복과 명예를 함께 얻었다.

13. 웃음은 내과의사와 병원의 수를 줄인다.

'맛과 재미'가 일하고 살아가는 기본이다. 일을 할 때도 재미가 있어야 하고 심지어 돈벌 때도 돈버는 재미가 있어야 한다. 사람들은 에너지를 얻기 위해서도 밥을 먹지만 맛과 재미를 즐기기 위해 밥을 먹는다. 아무리 음식 맛이 좋아도 기분이 언짢아지면 사람들은 "밥맛이 달아났다"고 말한다. 이렇듯이 밥맛은 요리솜씨 만이 아니라 분위기에 따라서도 결정된다.

우리나라 사람들은 음식을 차려놓기를 좋아하는 편이지만 분위기를 즐기는 데는 서툴러 보인다. 해외여행지의 식당에서도 우리나라 사람들의 '빨리빨리'가 웃음거리가 되고 있다. 분위기를 즐겨 가며 천천히 음식을 먹는 다른 나라 사람들의 눈에는 서둘러대는 우리나라 사람들은 오로지 배고픔을 면하기 위해 먹는 사람들로 보일 것이다. 우리나라 동네병원 내과 의사들의 얘기를 들어보면 위장병, 호흡기질환, 당뇨병의 순으로 환자 수가 많다고 한다. 빨리빨리 못지않게 엄숙하게 밥을 먹는 습관도 위장병을 일으키는 데 한몫을 한다. 위장병으로 고생하는 사람들은 대개 성격이 예민하고 스트레스를 잘 받는다. 웃고 즐기면서 먹을 줄 아는 사람이 늘어날수록 내과의사와 병원의 수가 줄어들 수 있다.

어느 환자의 말이다. "맛있는 음식도 잠깐, 수술에 대한 두려움이 몰려오자 밥맛이 달아났다. 박을 물리치자 간호사는 다른 메뉴를 들고 왔다. 메뉴에는 코믹 비디오 제목이 들어있었다. 의사의 처방이라고 했다. 비디오를 보고 있는 동안 친구가 찾아왔다. 친구와 함께 비디오를 보며 실컷 웃었다. 실컷 웃고 나니 마음이 편해지고 졸음이 밀려왔다. 의사가 처방해 준 안정제를 따로 먹을 필요가 없을 것 같다."

웃음의 치료 효과를 인정하고 있는 미국의 전문가들은 환자를 웃기고 편하게 할 수 있는 소프트웨어 프로그램을 개발하고 있다. 가까운 시일 안에 웃음이 의사의 처방으로 자리 잡을 전망이다. 이 프로그램이 완성되고 병원에서의 사용이 실용화되면 환자들은 웃음 메뉴를 선택해 두려움과 외로움을 이겨낼 수 있게 될 것이다.

이젠 환자도 웃을 준비를 해야 하고 의사나 병원도 웃길 준비를 해야 하는 세상이 됐다.

참고 및 인용문헌

고달삼, 건강 체질 만들기, 태웅출판사, 1999

금성문화사 편집국, 한방 동의보감, 금성문화사, 1992

김귀정 외, 경락과 한방 피부 미용학, 수문사, 1999

김이현, 한방 식품 미용법, 한방미디어, 2001

김이현, 한방 피부 미용법 330 지혜, 한방미디어, 2000

김재섭, 탈모증 다스리는 한방, 한방미디어, 2001

노민태, 웃음의 건강학, 푸른솔, 2002

대한피부과학회 간행위원회, 피부과학, 어문각, 1994

북한 과학 백과사전 종합출판사, 고려의학 2, 문원북, 2000

신민식, 수험생 동의보감, 태을출판사, 2000

신재용, 얼굴 위에 숨은 속병 찾기, 보고싶은책, 1996

심영기, 마음을 고치는 미용성형, 고려원 미디어, 1997

원종만, 미인을 위하여, 도서출판 애플, 1997

을지출판사 편집부, 민간요법, 을지출판사, 1992

이순희, 순수 피부 미용법, 가림출판사, 1999

주민덕, 침 뜸 기초학, 금강출판사, 1982

차종환, 발 마사지와 신체건강법, 오성출판사, 1996

차종환, 발 건강 장수건강, 태을출판사, 1997

차종환, 건강 장수 백과, 태을출판사, 2000
차종환, 항로회춘, 나산출판사, 2000
차종환, 당신의 성공엔 유머가 있다, 나산출판사, 1998
차종환, 민간 요법 보감, 태을출판사, 2002
최국주, 피부 미인, 동명사, 1996
최적환, 경혈 지압 안마 쉽게 배우기, 예가, 2002
현대건강연구회, 피부병의 예방과 치료법, 진화당, 1993
현대건강연구회, 기미 잔주름 방지법, 태을출판사, 1997
현대건강연구회, 눈의 피로, 시력감퇴 치료법, 진화당, 1990
현대건강연구회, 탈모 방지법, 태을출판사, 1997
호시도라오, 부부 건강 궁합, 국태원, 1994

저자 : 차 종 환(車鍾煥) (Cha, Jong Whan)

학 력

- 서울대학교 사범대학 생물학과 1954~58
- 서울대학교 대학원(석사과정) 1958~60
- 동국대학교 대학원(박사과정) 1962~66
- 이학박사 학위수령
  (도목생육에 미치는 초생부초의 영향, 동국대) 1966
- UCLA 대학원 Post Doctoral 과정 3년 이수 1975~77
- 농학박사 학위수령 (사막식물의 생리생태학적 연구, C.C.U.) 1976
- 교육학박사 학위수령 (한미교육제도 비교 연구, P.W.U.) 1986

경 력

- 서울대 사대부속 중고교 교사 1959~67
- 사대, 고대, 단대, 건대, 강원대, 이대강사 1965~70
- 동국대 농림대 및 사대교수 1965~76
- BYU(H.C.) 초빙교수 및 학생 1970
- Bateson 원예 대학장 1971~72
- UCLA 객원교수 1971~74
- 해직교수(동국대) 1976
- 한미 교육연구원 원장 1976~
- UCLA 연구교수 1977~92
- 남가주 한인회 부회장 1979~80

· 남가주 서울사대 동창 회장 1979~80
· 남가주 호남향우회 초대, 2대 회장 1980~82
· 남가주 서울대 대학원 동창 회장 1980~83
· 한미 교육연합 회장 1971~72
· L.A 한우 회장 1983~84
· 평통 자문 위원 (2기~11기) 1983~2005
· 한미 농생물 협회장 1983~99
· 차류 종친회 미주 본부장 1984~1990
· 남가주 한인 장학 재단 이사장 1984~86
· 남가주 서울대 총동창 회장 1985~86
· 남가주 BYU 동창 회장 1985
· 한인 공제회 이사장 1985~91
· 남가주 서울대 총동창회 고문 1986~
· 국민 화합 해외동포 협의회 명예회장 1990~
· 미주 이중국적 추진위원회 위원장 1993
· 평화문제연구소(한국)객원 연구위원 및 미주 후원회장 1994~
· 우리 민족 서로 돕기 운동 공동 의장 1997~
· 한국 인권문제 연구소 L.A 지부 고문 1998~
· 민주 평등 L.A 지역협의회 고문 및 전문위원 1999~
· 재외 동포 지위 향상 추진위원회 고문 1999~
· 한반도 통일 연구회 부회장 1998~
· 한국 인권 문제 연구소 본부 부이사장 및 수석 부회장 2000~2002
· 재외 동포법 개정 추진 위원회 공동대표 (L.A 및 한미) 2001~
· 한국 인권문제연구소 L.A지회 회장 2002~2004

· 한미인권문제연구소 명예 회장 (L.A.) 2004~
· 재미동포 권익향상 위원회 공동대표 2004~
· 미주 한인 재단 이사장 2004~2006
· 한미 인권 연구소 중앙 이사장 2005~
· 한미 평화 협의회 회장 2005~

수상 및 명예

· Who's Who in California 16판(86')부터 계속 수록
· 교육 공로상 수령 (제1회 한인회 주체) 1987
· 우수 시민 봉사단 수령 (L.A시 인간관계 위원회) 1987
· 퀴바시에 북미주 한국인 지도자상 1993
· L.A시 우수시민 봉사자상 (L.A시 위회) 1994
· 국무총리 표창장 (대한민국) 1995
· 대통령 표창장 (대한민국) 2001
· 에세이 문학 완료 추천 문단 등단 2003년 가을
· 대통령 훈장 (국민훈장 목련장) 2005. 12
· 감사패, 공로패, 위촉패, 추대장 등 130종

저서 목록 (공저, 편저, 감수 포함)

[한글 저서]

1. 高入生物 (조문각, 1964)
2. 高入生物 (성문사, 1967)
3. 생물 실험 실습 (유림각, 1968)
4. 土壤과 植物 (수학사, 1968)
5. 지혜의 말씀 (교회출판부, 1968)
6. 植物生態學 (문운당, 1969)
7. 自然科學槪論 (단국대학 출판부, 1970)
8. 一般生物學 (진수당, 1968)
9. 한국어 교본 B Y U - HI (LTM, 1971)
10. 農林氣象學 (선진문화사, 1973)

11. 토양 보존과 관리 (원예사, 1974)
12. 農生物統計學 (선진문화사, 1974)
13. 복숭아 재배 새기술 (원예사, 1974)
14. 最新植物生理學 (선진문화사, 1974)
15. 韓國의 氣候와 植生 (서문당, 1975)
16. 環境과 植物 (전파과학사, 1975)
17. 放射線과 農業 (전파과학사, 1975)
18. 最新植物生態學 (일신사, 1975)
19. 生物生理生態學 (일신사, 1975)
20. 테라리움 (원예사, 1975)

21. 미국 시민권을 얻으려면 (선진문화사, 1978)

22. 現代一般 生物實驗 (한서출판, 1982)
23. 미국의 교육제도 (미디어 다이너믹스, 1985)
24. 미국의 명문 고교와 명문대학 (한미교육연구원, 1985)
25. 이민 자녀 교육 (학원사, 1986)

[번역서]

26. 침묵의 봄(Ⅰ) (세종출판사, 1975)
27. 침묵의 봄(Ⅱ) (세종출판사, 1975)

[영문 전서]

28. Radioecology and Ecophysiology of Desert Plant at Nevada Test Site (U.S.A.E.C.1972)
29. Iron Deficiency in Plants (S.S & P.A. 1976)
30. Phytotoxicity of Heavy Metals in Plants (S.S. & P.A. 1976)

31. Trace Element Excesses in Plant (J.R.N. 1980)
32. Nevada Desert Ecology (BYU. 1980)
33. Soil Drain (Williams & Wilkins, 1986)
34. Interaction of Limiting Factors in Crop Production (Macel Derkker, 1990)

[한국저서 속]

35. 미국 유학 (우석출판사, 1987)

36. 올바른 자녀교육 (바울서신사, 1987)
37. 차돌이 교육 방랑기 (우석출판사, 1987)
38. 미국 대학 완벽 가이드 (학원사, 1988)
39. 10대 자녀문제 (학원사, 1988)
40. 청소년 그들은 누구인가 (바울서신사, 1988)

41. 미주교포들의 통일의식 구조 (L.A. 평통, 1988)
42. 미국교육의 길잡이 (바울서신사, 1988)
43. 동·서양의 꽂꽂이와 테라리움 (바울서신사, 1990)
44. 꿈나무들을 위한 성교육 (바울서신사, 1990)
45. 미국의 명문 고등학교 (우석출판사, 1989)
46. 미국의 명문 대학 (우석출판사, 1990)
47. 미국의 명문 대학원 (우석출판사, 1990)
48. 성공적인 자녀교육의 비결 (바울서신사, 1990)
49. 미국의 명문고교 입학 유학 최신정보 (학원사, 1990)
50. 일하며 생각하며 (바울서신사, 1990)

51. 미국 속의 한국인 (공저) (유림문화사, 1991)
52. 갈등 그리고 화해 (국민화합해외동포협의회, 1990)
53. 미주 동포들이 보는 조국 (평화문제 연구소, 1992)
54. 백두산, 장백산, 그리고 금강산 (선진문화사, 1992)
55. 지역 갈등과 화해 (한미교육연구원, 1993)
56. 반미감정과 태평양시대 (한미교육연구원, 1993)
57. 조국을 빛낸 사람들과 미국대학 입시제도
(한미교육연구원, 1993)

58. 미국생활 가이드(공저) (중앙일보, 1993)
59. 이중국적 (한미교육연구원, 1993)
60. 한반도 통일문제 (한미교육연구원, 1994)

61. 마음은 독수리처럼 날개쳐 올라가고 (바울서신사, 1994)
62. 동서양의 길목에서 (바울서신사, 1994)
63. 남북이 잊은 사람들 (바울서신사, 1994)
64. 기적의 역사(공저) (삶과 꿈, 1994)
65. 미국교육제도와 자녀교육 (한미교육연구원, 1994)
66. 귀화동포와 이중국적문제 (한국인권문제 연구소, 1994)
67. 미국대학 및 대학원 진학 기이드 (한샘출판사, 1994)
68. 똑똑한 아이! 이렇게 키워라 (삼성출판사, 1994)
69. 미국의 교육제도 (개정판) (바울서신사, 1994)
70. 세계화 시대의 한미관계 (한미교류협회 1995)

71. 재미있는 핵 이야기 (좋은글, 1995)
72. 초등학생의 가정교육 (우석출판사, 1995)
73. 통일로 가는 길(공저) (바울서신사, 1995)
74. 한국의 국력신장을 위한 해외동포들의 역할 (해외동포 문제연구소, 1995)
75. 중·고등학교의 가성교육 (우석출판사, 1996)
76. 베트남의 황금 문이 열리다 (나산출판사, 1996)
77. 발 마사지와 신체 건강법 (오성출판사, 1996)
78. 태교 및 취학 전 아동의 가정교육 (우석출판사, 1996)
79. 꿈나무와 대학정보 (한미교육연구원, 1996)

80. 해외 동포 청소년이 통일교육 (평화문제 연구소, 1996)

81. 꼴찌와 일등은 부모가 만든다 (풀잎문학, 1996)
82. 미국을 알고 미국에 가자 (풀잎문학, 1996)
83. 통일로 향하는 마음(공저) (천일인쇄, 1997)
84. 미국인은 배꼽 아래가 길다 (우석출판사, 1997)
85. 우리 모두 통일로 가자 (나산출판사, 1997)
86. 이것이 미국 교육이다 (나산출판사, 1997)
87. 가정은 지상의 천국 (기독교 문화사, 1997)
88. 발 건강과 신체 건강 (태을출판사, 1997)
89. 꿈나무들 및 교육공로자와 대학정보 (한미교육연구원, 1997)
90. 21세기의 주인공 EQ (오성출판사, 1997)

91. EQ로 IQ가 휘청거린다 (오성출판사, 1998)
92. 영국의 명소와 명문 대학 (나산출판사, 1998)
93. 불란서의 명소와 명문 대학 (나산출판사, 1998)
94. 이태리의 명소와 명문 대학 (나산출판사, 1998)
95. 백두산의 식물생태 (예문당, 1998)
96. 배꼽 뒤집어 지는 유머 (예가, 1998)
97. 당신의 성공에는 유머가 있다 (나산출판사, 1998)
98. 미국 유학 - 이민교육필독서 (풀잎문학사, 1998)
99. 꿈나무와 페스탈로찌 (한미교육연구원, 1998)
100. 지켜야할 문화와 배워야할 문화 (나산출판사, 1998)

101. 묘향산 식물생태 (예문당, 1999)

102. 재외동포의 출입국과 법적지위 (한미교원, 1999)
103. 유머백과 (예가, 1999)
104. 한국의 재외동포 정책 (한미교육연구원, 1999)
105. 꿈나무 (한미교육연구원, 1999)
106. 비무장 지대의 식물생태 (예문당, 2000)
107. 금강산 식물생태 (예문당, 2000)
108. 고사성어 399선 (예가, 2000)
109. 행복 (좋은글, 2000)
110. 건강 장수 백과 (태을출판사, 2000)

111. 스위스의 명소와 명문대학 (나산출판사, 2000)
112. 항로회춘 (나산출판사, 2000)
113. 지구 과학 (예가, 2000)
114. 꿈나무와 교육자 (한미교육연구원, 2000)
115. 독일의 명소와 명문대학 (나산출판사, 2000)
116. 재미있는 동물의 세계로(감수) (예문당, 1999)
117. 재미있는 곤충의 세계로(감수) (예문당, 1999)
118. 재미있는 식물의 세계로(감수) (예문당, 1999)
119. 재미있는 공룡의 세계로(감수) (예문당, 2000)
120. 재미있는 지구의 세계로(감수) (예문당, 2000)

121. 재미있는 우주의 세계로(감수) (예문당, 2000)
122. 재미있는 과학자의 세계로(감수) (예문당, 2000)
123. 재미있는 인체의 세계로(감수) (예문당, 2000)
124. 재미있는 환경의 세계로(감수) (예문당, 2000)

125. 재미있는 발명의 세계로(감수) (예문당, 2000)
126. 중국의 명소와 명문대학 (나산출판사, 2001)
127. 고향 생각과 자랑 (한미교육연구원, 2001)
128. 캐나다의 명소와 명문대학 (나산출판사, 2001)
129. 2000년대의 민족의 선택(공저) (한통연, 2001)
130. 영재들과 교육 공로자 (한미교육연구원, 2001)

131. 고사성어 대사전 (예가, 2001)
132. 교회의 갈등 그리고 화해(공저) (계명대학교, 2002)
133. 체코와 슬로바키아의 명소와 명문대학 (나산출판사, 2002)
134. 태교출산백과(공저) (으뜸사, 2002)
135. 남북한 통일정책과 민족교육 (한미교육연구원, 2002)
136. 북한의 교육정책과 명문대학 (평화문제연구소, 2002)
137. 전남쌀 줄게 개성 인삼다오(공저) (동진문화사, 2002)
138. 21세기와 조국통일(공저) (한통연, 2002)
139. 남북한의 통일 정책과 통일 장애요인(공저) (한통연, 2002)
140. 재외동포법 개정을 위해 (공저) (한국인권문제연구소, 2002)

141. 오스트리아의 명소와 명문대학 (나산출판사, 2002)
142. 꿈나무들과 미국의 교육정보 (한교연, 2002)
143. 민간요법보감 (태을출판사, 2002)
144. 캐나다 로키의 명소와 생태 (오성출판사, 2002)
145. 달라진 남한말과 북한말(공저) (예가, 2002)
146. 일본의 명소와 명문대학 (나산출판사, 2002)
147. 미주 한인 이민 100년사 (공저) (한미동포재단, 2002)

148. 배꼽이 뒤집어지는 유머 ② (예가, 2002)
149. L.A 4.29 폭동과 장학재단 (한미교육연구원 2003)
150. 유머 해학 대사전 (예가, 2003)

151. L.A 4.29 폭동의 실상 (밝은 미래 재단, 2003)
152. 호주의 명소와 명문대학 (나산출판사, 2003)
153. 통일 이야기(초급) (L.A 민주 평통, 2003)
154. 인도네시아의 명소와 명문대학 (나산출판사, 2003)
155. 한국부자 미국부자 (도서출판 사사연, 2003)
156. 오직 올바르게 살자(공저) (나산출판사, 2003)
157. 6.15 공동선언과 조국통일(편저) (한통연, 2003)
158. 꿈나무들과 교육선구자 (한교연, 2003)
159. 미주한인사회와 독립운동(공편저)
(미주한인 100주년 남가주 기념 사업회, 2003)
160. 미주동포의 민주화 및 통일운동 (나산출판사, 2004)

161. 나는 샐러드보다 파김치를 더 좋아한다(감수) (예가, 2004)
162. 구월산, 장수산 식물생태 (예문당, 2004)
163. 청소년을 위한 통일 이야기 (예가, 2004)
164. 신세대를 위한 통일 이야기 (예가, 2004)
165. 사진으로 본 미주 한인 100년사 (박영사, 2004)
166. 꿈나무와 교육정보 (한미교육연구원, 2004)
167. 조선향토 대백과 (제1권) 평양시 감수, 평화문제연구소 및
조선과학백과사전 출판사, 2003
168. 조선향토 대백과 (제2권) 남포, 개성, 나선시 감수,

평화문제연구소 및
조선과학백과사전 출판사, 2004
169. 조선향토 대백과 (제3권) 평안남도Ⅰ 감수, 평화문제연구소 및 조선과학백과사전 출판사, 2004
170. 조선향토 대백과 (제4권) 평안남도Ⅱ 감수, 평화문제연구소 및 조선과학백과사전 출판사, 2004
171. 조선향토 대백과 (제5권) 평안북도Ⅰ 감수, 평화문제연구소 및 조선과학백과사전 출판사, 2004
172. 조선향토 대백과 (제6권) 평안북도Ⅱ 감수, 평화문제연구소 및 조선과학백과사전 출판사, 2004
173. 조선향토 대백과 (제7권) 자강도 감수, 평화문제연구소 및 조선과학백과사전 출판사, 2004
174. 조선향토 대백과 (제8권) 황해남도Ⅰ 감수, 평화문제연구소 및 조선과학백과사전 출판사, 2004
175. 조선향토 대백과 (제9권) 황해남도Ⅱ 감수, 평화문제연구소 및 조선과학백과사전 출판사, 2004
176. 조선향토 대백과 (제10권) 황해북도 감수, 평화문제연구소 및 조선과학백과사전 출판사, 2004
177. 조선향토 대백과 (제11권) 강원도 감수, 평화문제연구소 및 조선과학백과사전 출판사, 2004
178. 조선향토 대백과 (제12권) 함경남도Ⅰ 감수, 평화문제연구소 및 조선과학백과사전 출판사, 2003
179. 조선향토 대백과 (제13권) 함경남도Ⅱ 감수, 평화문제연구소 및 조선과학백과사전 출판사, 2003

180. 조선향토 대백과 (제14권) 함경북도Ⅰ 감수, 평화문제연구소 및
 조선과학백과사전 출판사, 2003

181. 조선향토 대백과 (제15권) 함경북도Ⅱ 감수, 평화문제연구소 및
 조선과학백과사전 출판사, 2003
182. 조선향토 대백과 (제16권) 량강도 감수, 평화문제연구소 및
 조선과학백과사전 출판사, 2004
183. 재외동포들의 권익을 위한 법률 (한미인권연구소, 2005)
184. 북한의 현실과 변화 (나산출판사, 2005)
185. 남북분단과 통일 및 국가안보 (나산출판사, 2005)
186. 남북통일과 평화교육 (나산출판사, 2005)
187. 21세기를 맞는 오늘의 북한 (양동출판사, 2005)
188. 조선향토 대백과 (제17권) 인물 (평화문제연구, 2005)
189. 조선향토 대백과 (제18권) 민속 (평화문제연구, 2005)
190. 조선향토 대백과 (제19권) 색인 (가가거리 - 새지골),
 (평화문제연구, 2005)

191. 조선향토 대백과 (제20권) 색인 (새지네골 - 힘샌골),
 (평화문제연구, 2005)
192. 미주 동포들의 인권 및 민권운동 (나산 출판사, 2005)
193. 남북한 사회와 통일이야기 (LA 민주 평통, 2005)
194. 수재들과 교육 공로자 (한미교육연구원, 2005)
195. 어린이 통일교육 이야기 (동양서적, 2006)
196. 청소년 통일교육 이야기 (동양서적, 2006)
197. 최신피부미용요법 (동양서적, 2006)

198. 최신육체미용요법 (동양서적, 2006)
199. 대마도는 한국땅 (동양서적, 근간)
200. 미리가본 북한 산천 (근간)

201. 독도는 우리 땅인가 (근간)
202. 독도의 영유권 논쟁과 대책 (근간)
203. 일지와 대사건으로 본 미주 한인 170년사(근간)
204. 멕시코의 명소와 명문 대학 (근간)

연구 논문

A. 자연과학 분야(생물)

· 한국내 학술지 60편
· 국제 학술지 120편

전체 180편(논문 제목과 발표 논문집 및 출판연도는 필자의 저서 백두산, 장백산 그리고 금강산(선진문화사, 1972년), 백두산 식물 생태 (예문단, 1998년) 및 금강산 식물 생태(예문당, 2000년) 부록에 수록되어 있음

B. 사회과학 분야(통일)

1. 핵의 국제적 갈등과 미국의 한반도 정책 (통일로 가는 길, 1995년)
2. 남북교류활성화 방안 (한반도통일연구회, 1996년)
3. 조국통일과 해외동포들의 역할 (한반도통일연구회, 1997년)
4. 통일을 위한 해외동포들의 역할 (통일로 향하는 마음, 1997년)
5. 재미동포의 민족교육과 통일 (한반도통일연구회, 1998년)

6. 다원시대에 돋보인 우리 전통문화 (한반도통일연구회, 1999년)
7. 포용정책, 문제가 있는가 (통일로 가는 길, 1999년)
8. 남북한통일정책의 변천과정과 현 위치
(한반도통일연구회, 2001년)
9. 남북교류 활성화를 위한 재외동포들의 기여 방안
(LA 민주평통 세미나, 2001년 5월)
10. 북한 식량난의 원인과 해결책 (한민족 포럼, 2001년 8월)

11. 한미정상회담에 등장한 NMD (LA 민주평통 세미나, 2001년)
12. 동조성 문화와 창조성 문화 (LA 3.1여성, 2001년)
13. 악의 축과 북미 관계 (한반도통일연구회, 2002년)
14. 미주동포들의 민주화 및 통일 운동
(한반도통일연구회, 미주한인 이민100주년 기념사업회, 2003년)
15. 북한의 핵문제와 재외동포의 통일의식
(평화문제연구소, 통일세미나 제주도 KAL호텔, 2003년)
16. 재외동포법의 개정 및 보완을 위해 (한민족 포럼, 2003년 3월)
17. 한미양국의 교육제도 비교
(한국학교 교사대학 일반연수과정 교재, 2003년)

공동 저자 : 강 태 녀 (Kang, Tae Nyeo)

- 현 Kang Tae Nyeo Total Beauty Center Inc. 원장
- Kang's Skincare 4개 지점(LA, Anaheim, Diamond Bar, Rancho Cucamonga)
- 남가주 미용협회 피부분과(아선회) 회장
- 독일 TNK Medizin Kosmetic Handels GmbH 경영
- 독일 뮌헨 U. Schneider사 공인 강사
- International Long Beach Beauty Show 심사위원
- 일본 Tokyo Beauty Academy 졸업
- 경원대학교 경영대학원 졸업
- 미국 Union 신학대학 졸업
- 미국 야마노 Beauty College 졸업
- 영국 Alan Inernational 수료
- 독일 Wella Academy 졸업
- 프랑스 I. C. D 미용 발표
- 일본 Beautopia 대회 Cut부분 최우수상
- 8th International Beauty Show 대회 수상
- American Liberty University (한의학 박사, Ph.D)
- Los Angeles 피오피코 시립도서관 부회장
- Los Angeles 한인회 이사
- 남가주 평통 자문위원

집에서 · 혼자서

최신육체미용요법

인쇄_2006년 5월 20일
발행_2006년 5월 25일

저자_차종환 · 강태녀

발행인_안영동

발행처_동양서적
경기도 파주시 광탄면 용미리 251-2
전화_031-957-4766/7
FAX_031-957-4768
등록번호_제6-11호
등록일_1976년 9월 6일

정가_13,000원

ISBN_89-7262-141-2 03180